POR QUE
SONHAMOS

DR. RAHUL JANDIAL, Ph.D.

POR QUE SONHAMOS

Traduzido por Fernanda Abreu

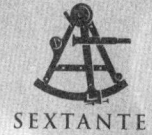

SEXTANTE

Título original: *This is Why You Dream*

Copyright © 2024 por Rahul Jandial
Copyright da tradução © 2024 por GMT Editores Ltda.

Publicado pela primeira vez como *Why We Dream* em 2024 pela Cornerstone Press, um selo da Cornerstone. Cornerstone é parte do grupo Penguin Random House.

Todos os direitos reservados. Nenhuma parte deste livro pode ser utilizada ou reproduzida sob quaisquer meios existentes sem autorização por escrito dos editores.

coordenação editorial: Alice Dias
produção editorial: Livia Cabrini
preparo de originais: Rafaella Lemos
revisão: Ana Grillo e Hermínia Totti
diagramação: Valéria Teixeira
capa: Natali Nabekura
imagem de capa: Iuliia_Syrotina_28 | iStock
impressão e acabamento: Cromosete Gráfica e Editora Ltda.

CIP-BRASIL. CATALOGAÇÃO NA PUBLICAÇÃO
SINDICATO NACIONAL DOS EDITORES DE LIVROS, RJ

J32p

    Jandial, Rahul
        Por que sonhamos / Rahul Jandial ; tradução Fernanda Abreu. - 1. ed. - Rio de Janeiro : Sextante, 2024.
        224 p. ; 23 cm.

    Tradução de: This is why you dream
    ISBN 978-65-5564-911-6

    1. Sonhos - Aspectos fisiológicos. 2. Interpretação de sonhos. 3. Subconsciente. 4. Cérebro. I. Abreu, Fernanda. II. Título.

24-92356   CDD: 612.821
                              CDU: 612:159.963.23

Meri Gleice Rodrigues de Souza - Bibliotecária - CRB-7/6439

Todos os direitos reservados, no Brasil, por
GMT Editores Ltda.
Rua Voluntários da Pátria, 45 – 14º andar – Botafogo
22270-000 – Rio de Janeiro – RJ
Tel.: (21) 2538-4100
E-mail: atendimento@sextante.com.br
www.sextante.com.br

Para papai, por ter me ensinado a pensar.

SUMÁRIO

INTRODUÇÃO   Toda noite uma dose de assombro   9

1   Nós evoluímos para sonhar   13
2   Pesadelos são necessários   39
3   Sonhos eróticos: A personificação do desejo   59
4   Sonhos e criatividade: Como os sonhos liberam o poder criativo em nós   75
5   Sonhos e saúde: O que os sonhos revelam sobre nosso bem-estar   99
6   Sonhos lúcidos: Entre a vigília e o sonho   121
7   Como induzir sonhos lúcidos   139
8   O futuro dos sonhos   155
9   A interpretação dos sonhos   169

CONCLUSÃO   O poder transcendente dos sonhos   181
AGRADECIMENTOS   185
NOTAS   187
LEITURAS ADICIONAIS   193

INTRODUÇÃO

Toda noite uma dose de assombro

Passei a vida estudando o cérebro. Com formação em medicina e doutorado em neurocirurgia e em neurociência, realizo cirurgias em pacientes com câncer e outras doenças. Também administro um laboratório de pesquisa. É impossível passar tanto tempo tratando e investigando o cérebro sem se maravilhar com ele. Quanto mais aprendo, mais fascinado fico. Apaixonado até.

Com bilhões de neurônios interligados por trilhões de conexões, o cérebro tem uma complexidade infinita. No entanto, nesta minha jornada de descoberta, um de seus aspectos me intriga mais do que qualquer outro: os sonhos. Passei anos buscando respostas para perguntas essenciais. Por que sonhamos? Como sonhamos? E, talvez a mais importante: qual o significado dos sonhos? E nem de longe estou sozinho nessa busca.

Os sonhos sempre foram um mistério. Eles atraem a atenção de pensadores desde a época dos antigos egípcios, de Aristóteles a Charles Dickens e Maya Angelou, do diretor de cinema Christopher Nolan até o ativista Nelson Mandela e o rapper americano Notorious B.I.G. Os sonhos inspiram invenções e obras de arte, avanços na medicina, na psicologia, na religião e na filosofia. Já foram vistos como presságios, mensagens dos deuses e do nosso inconsciente, da alma e do self, de anjos e demônios. Já mudaram a vida de muitas pessoas e o mundo como um todo, incitando pedidos de casamento e contratos profissionais, inspirando letras de música e descobertas científicas, provocando invasões militares e colapsos mentais.

Extremamente reais e surreais ao mesmo tempo, os sonhos cativam e assustam, seduzem e inspiram. Somos seus criadores e os participantes indefesos de nossas estranhas criações. Apesar de brotarem de nós, eles parecem de alguma forma separados da gente, como vídeos caseiros que houvéssemos conjurado num passe de mágica, sem seguir as regras do tempo ou da natureza, simultaneamente íntimos e fora do nosso controle.

Como escreveu o poeta britânico Lord Byron:

[...] O sono tem seu mundo próprio,
E um vasto reino de realidade indomável,
E os sonhos ao se criarem têm alento,
Lágrimas, torturas e um toque de Alegria;
Eles pesam sobre nossos pensamentos despertos,
E aliviam as labutas que acordados enfrentamos.

Diante do caráter muitas vezes desconexo e ilógico dos sonhos, pode ser difícil entender como as lágrimas, torturas e alegrias imaginadas dos sonhos podem ser capazes de revelar tanto sobre nós. Com o tempo, contudo, eles pintam um retrato vívido de como vemos a nós mesmos e o mundo, e nos permitem compreender melhor nossa natureza, nossos interesses e nossas preocupações mais profundas. Nós somos singularmente nossos sonhos, e os nossos sonhos são singularmente quem somos.

Embora a criação dos sonhos possa parecer um mistério, sua origem está longe disso. A eletricidade reverbera pelo cérebro, e ondas de corrente elétrica o percorrem a cada segundo da nossa vida. Os sonhos são um produto do bom funcionamento da eletrofisiologia cerebral e uma transformação extraordinária que ocorre no cérebro todas as noites enquanto dormimos, seguindo os ritmos circadianos, os ciclos de dia e noite que governam a vida como um todo em termos biológicos.

Não é porque ocorrem durante o sono e não seguem a mesma lógica que nos guia nos momentos que passamos acordados que os sonhos não devem ser levados a sério. Eles são uma forma de pensamento diferente. O que lhes confere seu potencial transformador é justamente seu caráter indomável. Grandes avanços na arte, no design e na moda surgem a partir do tipo de pensamento divergente que ocorre naturalmente durante os sonhos. Foram a cultura, a linguagem e a criatividade que permitiram ao ser humano se desenvolver muito além da nossa evolução física – e os sonhos estão no centro disso tudo.

Hoje em dia, a palavra "sonho" quer dizer muitas coisas: uma ambição, um ideal, uma fantasia ou as vívidas narrativas geradas quando estamos dormindo. E a neurociência vem mostrando que as fronteiras entre o sono e a vigília não são tão bem definidas assim. Os sonhos podem ajudar você a solucionar um problema; a aprender a tocar um instrumento musical, a falar uma língua, executar um passo de dança ou a praticar um esporte; podem dar pistas sobre a sua saúde e fazer previsões relacionadas ao futuro. Eles podem ser espiritualmente enriquecedores. Mesmo depois de esquecidos, os sonhos ainda assim podem moldar sua mente e influenciar seu dia. Você pode aprender a recordá-los, a direcionar seu conteúdo e até mesmo a controlá-los durante algo chamado sonho lúcido. E, o mais importante: os sonhos podem proporcionar a maior das dádivas, o autoconhecimento. Ao interpretar seus sonhos, você pode encontrar sentido em sua própria experiência e explorar sua vida emocional de maneiras novas e profundas.

Os sonhos são uma forma de cognição difícil de captar. Como nós os vivenciamos sozinhos, isolados do mundo, e eles são uma experiência subjetiva para uma plateia de um só, muito do que poderíamos aprender sobre os sonhos provavelmente está fora do escopo dos testes experimentais ou das provas científicas. Neste livro, procurei traçar um panorama do alcance atual do conhecimento relacionado a esse assunto, apontando as incertezas nas pesquisas e as discordâncias entre os pesquisadores. Também incluí teorias que desenvolvi com base em pesquisas recentes e no meu próprio conhecimento sobre o cérebro. Esta obra é uma síntese de informações vindas de diferentes disciplinas e o resultado de um grande esforço e de uma humildade ainda maior.

Antes de começarmos, reflitam alguns instantes sobre a magia dos sonhos. Ao sonhar, transcendemos nosso ser físico. Perdemos a noção de que estamos deitados na cama. Nossos olhos estão fechados, mas conseguimos ver.

Nosso corpo está imóvel, mas somos capazes de andar, correr, dirigir, voar. Estamos calados, mas podemos ter conversas com pessoas que conhecemos e amamos, estejam elas vivas ou mortas – e até mesmo com as que nunca encontramos. Nós existimos no presente, mas podemos recuar no tempo ou avançar em direção ao futuro. Estamos num lugar só, mas podemos nos transportar para locais que não visitamos há anos ou que existem apenas na nossa imaginação. Estamos num mundo completamente criado por nós. E ele tem o potencial de ser transcendente. Os sonhos são nossa dose diária de assombro.

1

Nós evoluímos para sonhar

No centro cirúrgico, durante um procedimento chamado cirurgia cerebral com paciente acordado, eu uso um instrumento parecido com uma caneta para aplicar minúsculos impulsos elétricos diretamente no cérebro. Exposta, sua superfície ondulada é reluzente e perolada, pontuada por artérias e veias. O paciente está consciente e alerta, mas não sente nada, porque esse órgão não possui receptores para a dor. Mas a eletricidade tem um efeito. Cada cérebro é único, e alguns pontos que toco ganham vida. Se toco num ponto, a pessoa relata uma lembrança da infância. Se toco em outro, ela sente cheiro de limão. Em um terceiro, ela sente tristeza, constrangimento ou mesmo desejo.

O objetivo da cirurgia com paciente acordado é identificar os locais exatos em que a fagulha de eletricidade não produz nada. Esses são os pontos nos quais é seguro cortar o tecido superficial para chegar ao tumor mais embaixo. Quando um microestímulo elétrico não produz reação alguma, eu sei que dissecá-lo não resultará em qualquer dano funcional.

Durante a estimulação metódica do córtex cerebral – a camada mais externa do cérebro –, avançando alguns milímetros por vez, já provoquei experiências bizarras e profundas em pacientes. Às vezes elas são tão intensas que o indivíduo me pede para parar, e preciso interromper a cirurgia. Embora a espessura do córtex cerebral seja de apenas 2 a 4 milímetros, ali reside boa parte do que nos torna quem somos: a linguagem, a percepção, a memória, o raciocínio. A minúscula descarga de eletricidade pode fazer os pacientes ouvirem sons, recordarem acontecimentos traumáticos, sentirem emoções profundas... e até mesmo sonhar.

Na realidade os pesadelos podem ser provocados por estímulos elétricos. Quando afastamos a sonda elétrica de um determinado sulco na superfície cerebral, o pesadelo cessa. Mas, ao reaplicarmos a eletricidade nesse ponto, o mesmo pesadelo retorna. Hoje sabemos que pesadelos recorrentes são circuitos de atividade elétrica neuronal em looping reproduzindo a experiência de pavor.

De maneira incontestável, meu ofício respondeu a uma das perguntas mais antigas da humanidade: de onde vêm os sonhos? Posso afirmar com toda a certeza que os sonhos vêm do cérebro – especificamente de sua atividade elétrica.

Essa compreensão básica acerca da real origem dos sonhos nos escapou por muito tempo. Durante grande parte da história da humanidade, eles eram considerados mensagens dos deuses, dos demônios ou de nossos antepassados, ou então informações colhidas quando a alma se aventurava noite adentro. O último lugar que poderíamos imaginar ser a origem dos sonhos é o tecido aparentemente inativo dentro de nossa caixa craniana. Pensava-se que a mente ficava adormecida durante o sono, que ela era um receptáculo passivo e que os sonhos não eram um produto do sono. Como poderiam ser? Como nosso cérebro poderia estar na origem de tamanha genialidade noturna sem dar nenhum sinal ao mundo exterior? Algo maior do que nós – algo que está além de nós – deveria estar na origem dos sonhos.

Hoje sabemos que toda a consciência é movida a eletricidade, inclusive os sonhos, e na verdade o cérebro ao sonhar é tão ativo quanto o cérebro em vigília. De fato, a intensidade e os padrões medidos em determinados estágios do sono são quase idênticos a quando estamos acordados. Além disso, a quantidade de energia consumida por determinadas regiões do cérebro ao sonhar pode superar a que queimamos quando estamos despertos, em especial nos centros emocional e visual. Enquanto o cérebro em vigília pode ajustar a atividade metabólica do sistema límbico, a sede das emoções, em 3% ou 4% para mais ou para menos, o cérebro que sonha pode turbinar o sistema límbico em espantosos 15%. Isso quer dizer que os sonhos podem alcançar uma intensidade emocional que não é biologicamente viável quando estamos acordados. Ou seja, você está mais vivo quando sonha do que quando está acordado.

Quando sonhamos, nossa mente pulsa de atividade cerebral: nós vemos vividamente, sentimos profundamente, nos movemos livremente. Os sonhos nos afetam tanto porque os vivenciamos como reais. Do ponto de vista fisiológico, a alegria que sentimos sonhando não é diferente da que sentimos acordados, e o mesmo vale para o pavor, a frustração, a excitação sexual, a raiva e o medo. Existe uma razão para as experiências físicas que temos quando estamos dormindo também parecerem reais. Se você estiver correndo num sonho, o córtex motor é ativado, a mesma parte do cérebro que usaria se estivesse realmente correndo. Se você sente o toque de uma pessoa amada no sonho, o córtex sensorial é estimulado da mesma forma que aconteceria em vigília. Se você visualiza a lembrança de um lugar onde já morou, mobiliza os lobos occipitais, a área responsável pela percepção visual.

Algumas pessoas alegam nunca sonhar. Na realidade praticamente todos sonham, mas nem todo mundo se lembra. Nós não decidimos sonhar; nós *precisamos* sonhar. Se estivermos em privação de sono, a primeira coisa que compensamos são os sonhos. Se dormimos o suficiente, mas estivermos em privação de sonhos, começamos a sonhar imediatamente, assim que adormecemos. Mesmo quando o sono é impossível, podem surgir sonhos vívidos. Entre as pessoas acometidas pela insônia familiar fatal, doença genética rara e fatal que torna o sono impossível, a necessidade de sonhar é tão forte que os sonhos transbordam para o dia. Sonhar é essencial.

Durante décadas, os pesquisadores que estudavam os sonhos se concentraram num único estágio do sono: o sono com movimento rápido dos olhos, ou sono REM (na sigla em inglês). Eles concluíram que passamos mais ou menos duas horas por dia sonhando. Fazendo as contas, isso equivale a cerca de um mês por ano ao longo de toda a vida mergulhados em sonhos. O que representaria um compromisso imenso com o sonho. Mas também é possível que isso esteja muito aquém da verdade. Pesquisadores em laboratórios do sono vêm constatando que sonhar é possível em qualquer estágio do sono, não apenas durante o sono REM. Ou seja: é bem possível que passemos quase um terço da vida sonhando.

Hoje em dia há muita ênfase na necessidade do sono para a saúde, mas achados como esse me fazem pensar: talvez não seja do sono que nós realmente precisamos, mas sim dos sonhos.

O que cria a mente sonhadora

Sonhos são uma forma de atividade mental, mas não exigem nenhum estímulo externo. Não são provocados por imagens, sons, cheiros ou texturas, ocorrendo de maneira automática e sem esforço. Para examinar como isso é possível, vamos dar uma olhada microscópica no cérebro, a começar pelo componente mais fundamental do pensamento: o neurônio.

Os neurônios formam as conexões elétricas no cérebro que produzem todos os pensamentos. Quando sonhamos, eles disparam ao mesmo tempo milhares de vezes por segundo. Mas neurônios individuais são delicados. Tão delicados que precisam estar protegidos por um banho de líquido cefalorraquidiano que também é condutor de eletricidade. Além disso, esse fluido é rico em nutrientes e íons que fazem dos neurônios uma espécie de pilha viva pronta para descarregar eletricidade.

No meu laboratório e em outros mundo afora, conseguimos isolar o tecido cerebral até o nível de uma única célula, de um neurônio individual. Numa placa de Petri, um neurônio único se mantém vivo, mas inativo. No entanto, se acrescentarmos mais alguns neurônios, a situação muda. As células se unem por iniciativa própria e começam a transmitir cargas infinitesimais de eletricidade entre si e o agrupamento celular fica eletrificado. O mais surpreendente é que os neurônios não precisam de nenhum incentivo ou direcionamento, de nenhum estímulo externo para isso. Essa interação incrível é chamada de atividade elétrica independente de estímulo.

O mesmo acontece no cérebro como um todo, com seus 100 bilhões de neurônios e seus 100 bilhões de células de apoio. Eles não ficam lá parados, esperando o mundo estimulá-los ou provocá-los. Eles têm as próprias ondas de atividade elétrica, que percorrem o cérebro mesmo na ausência de qualquer estímulo. Isso se chama cognição independente de estímulos, e é o motivo pelo qual conseguimos ter pensamentos mesmo quando estamos isolados do mundo externo. É isso que acontece quando sonhamos. Embora não esteja recebendo nenhum estímulo externo, mesmo assim nossa mente está ativa. No entanto, para podermos vivenciar as narrativas loucas e visuais dos sonhos, três coisas precisam ocorrer.

A primeira é a paralisia. Nosso corpo secreta dois neurotransmissores, a glicina e o ácido gama-aminobutírico (GABA), que conseguem desligar os neurônios motores, as células especializadas da medula espinhal que ativam os músculos. Um corpo paralisado lhe permite sonhar em segurança. Caso contrário, ele se mexeria quando sonhássemos.

A segunda coisa que precisa acontecer é a Rede Executiva do cérebro ser desligada. Essa rede é formada por estruturas localizadas de ambos os lados do cérebro que se ativam mutuamente e são responsáveis pela lógica, pela ordem e pela testagem da realidade. Com essa rede desligada, podemos ignorar as regras normais de tempo, espaço e raciocínio. Deixando a razão e a lógica de lado temporariamente, podemos aceitar os enredos improváveis dos nossos sonhos sem questioná-los. Isso confere aos sonhos tanto sua força quanto sua singularidade.

A terceira coisa que acontece quando sonhamos é que nossa atenção se volta para dentro. Quando isso acontece, nós ativamos partes do cérebro dispersas e díspares, coletivamente chamadas de Rede de Modo Padrão (DMN, na sigla em inglês). Mas esse nome pode nos enganar, já que essa rede está longe de ser um padrão passivo. Por esse motivo, vou me referir a essas regiões associadas do cérebro como a Rede da Imaginação, denominação alternativa já usada por alguns pesquisadores na comunidade científica devido à conexão entre a rede cerebral e o pensamento imaginativo.

Quando estamos acordados, mas nossa mente não está ocupada com nenhuma atividade ou tarefa, ela não fica "em branco", como a tela de um computador com um cursor piscando à espera de um comando. O que acontece é que o cérebro alterna naturalmente entre a Rede Executiva e a Rede da Imaginação, entre direcionar nossa atenção para fora e voltar o foco para dentro. Quando esta última é acionada, a mente pode vagar livremente, num caminho sinuoso que com frequência leva a sacadas inesperadas. Quando o mundo externo não atrai nossa atenção, as regiões do cérebro que formam a Rede da Imaginação reinam soberanas.

Conforme levamos nosso dia a dia, essas duas redes basicamente se revezam no papel de dominância. Neste exato momento em que você está lendo estas palavras, a Rede Executiva está no controle. Mas a da Imaginação não está totalmente de lado. Ela quer entrar em cena e está só esperando uma brecha nas tarefas que ocupam a Rede Executiva. Quando isso acontece, nossa atenção se volta para dentro e a Rede da Imaginação ganha vida. Ao ficar ativa e assumir a primeira posição na nossa hierarquia cognitiva, ela busca associações frouxas em nossa memória, encontra conexões improváveis com base nas ligações mais frágeis e visualiza simulações hipotéticas. E tudo isso pode ser tão fantasioso ou absurdo que nosso cérebro racional talvez nem chegue a levar a sério quando a Rede Executiva está no comando. Graças à Rede da Imaginação, porém, nosso cérebro sonhador é livre e promíscuo de uma forma que nosso cérebro desperto não é nem jamais poderia ser.

A Rede da Imaginação tem um papel central na experiência do sonhar. Ela nos permite "ver" sem receber informações visuais do mundo externo. Na verdade, se jogarmos uma luz forte nos olhos de alguém que sonha, a pessoa não a vê. Quando sonhamos, é como se um filme fosse projetado numa sala escura. Sem dúvida é por isso que os gregos antigos se referiam a essa experiência como "ver" um sonho, e não "ter".

Quando a Rede da Imaginação está ativa, o pensamento espontâneo surge. Assim como agrupamentos de neurônios numa placa de Petri ganham vida e passam a ter atividade elétrica sem estímulo externo algum, o cérebro que sonha está cheio de atividade elétrica, mesmo estando praticamente isolado do mundo à nossa volta. Por isso a Rede da Imaginação também é chamada de energia escura do cérebro. Ela cria a partir do nada, elaborando histórias a partir do vazio.

Edward F. Pace-Schott, professor de psiquiatria da Escola de Medicina de Harvard, descreveu a Rede da Imaginação como um verdadeiro instinto de contação de histórias, pois ela entrelaça lembranças, personagens, conhecimentos e emoções para formar narrativas coerentes.[1] Apesar de serem criadas a partir do nada, essas histórias espontâneas estão imbuídas de significado. Quando confrontado com uma lacuna na realidade, o cérebro humano cria uma narrativa coerente para preenchê-la. Pacientes com determinados tipos de amnésia parcial fazem o mesmo. Ao serem perguntados sobre algo que repousa sobre uma lacuna em sua memória, em vez de dizerem que não se lembram, eles inventam alguma coisa aleatória. Pessoas com doença de Alzheimer às vezes fazem isso também.

Alimentadas pela Rede da Imaginação, as narrativas oníricas fluem sem esforço. Embora criemos nossos sonhos, raramente temos a experiência de controlar o que acontece neles. Nesse sentido, somos mais protagonistas do que diretores desse "filme". Mas isso não deve ser confundido com estar num estado dissociativo, flutuando acima e separadamente da narrativa onírica. É mais como estar ao volante de um carro que não controlamos. Continuamos sendo os protagonistas de nossos sonhos e habitamos plenamente a experiência onírica. Só não conduzimos de forma consciente o rumo que eles tomam.

Quando sonhamos, estamos plenamente corporificados no sonho e separados dos outros personagens no espaço onírico. O eu do sonho tem uma presença física. Mas isso não quer dizer que nosso corpo onírico seja igual ao que habitamos quando despertos. Nosso corpo do sonho pode ser mais jovem, mais velho, de outro gênero até. Temos também a sensação de estarmos separados e de sermos singulares em relação às outras pessoas presentes no sonho, embora todos os personagens sejam produto da nossa imaginação.

Em nossos sonhos, tecemos uma narrativa à medida que vamos percorrendo lembranças díspares, e nosso eu do sonho age e reage. É uma produção e tanto. Podemos reagir de modos diferentes do nosso eu da vigília. Podemos ser mais fortes ou mais fracos, mais assertivos ou mais passivos. Nesse sentido, poderíamos considerar que temos um eu da vigília e um eu do sonho (ou vários).

Mas quão singular é o cérebro que sonha? Afinal, também estamos no centro da cena quando sonhamos acordados. Como nos sonhos que temos ao dormir, ao sonharmos acordados podemos visualizar situações imaginadas e nossa mente pode pular de um assunto para outro, dando saltos no tempo e no espaço. Mas os sonhos acordados são diferentes, porque consistem em pensamentos direcionados: não seria bacana passar férias no Havaí? O que aconteceria se eu largasse o emprego?

Mas e as drogas psicodélicas? Elas produzem algo muitas vezes descrito como uma experiência semelhante aos sonhos, mas que também é diferente dos sonhos. No uso de psicodélicos, a Rede da Imaginação na verdade fica menos ativa, de forma bem distinta de seu estado exacerbado no cérebro que sonha. E, ao contrário dos sonhos, nos quais o sonhador é o personagem central do drama, a experiência psicodélica é incorpórea e dissociativa.

Se existe algum estado de vigília que se assemelhe parcialmente ao sonho, é o devaneio. Quando nossa mente vagueia, os pensamentos surgem um depois do outro, sem estarem voltados a nenhuma tarefa ou objetivo específico. Na verdade, não direcionamos nossos pensamentos para absolutamente nada. Embora nem o devaneio nem o sonho estejam voltados para algum objetivo, existem diferenças. O devaneio ainda está sujeito à maioria das restrições da Rede Executiva. Ele é mais ou menos livre, mas não no mesmo nível da mente que sonha. O caráter totalmente sem amarras do sonho é capaz de nos levar a lugares impossíveis em nossa vida desperta.

Até os sonhos têm regras

Por mais loucos e indomáveis que os sonhos sejam, apresentando situações nada plausíveis e saltos irracionais no tempo e no espaço, há limites: até os sonhos têm regras. Embora a Rede da Imaginação dê asas à mente sonhadora, os sonhos não são infinitamente loucos e são tudo, menos aleatórios. Quando você abre o foco de uma pessoa que sonha para 10 mil sonhadores, e de um único sonho para milhares e milhares de relatos e descrições de sonhos que remontam à Antiguidade, alguns contornos vão ficando aparentes. Por exemplo, apesar das mudanças gigantescas em nosso modo de vida, o conteúdo dos sonhos pouco se modificou ao longo de eras, milênios e gerações. Muitos sonhos comuns de hoje em dia não têm qualquer diferença em relação ao que se sonhava no Egito dos faraós ou na Roma de César. Uma lista de "distúrbios do sono" registrados na China mais de 1.800 anos atrás inclui sonhar que se está voando, sonhar que se está caindo e terrores noturnos. Soa familiar?

Questionários apresentados a universitários japoneses e americanos na década de 1950 mostram quão universais os sonhos são. Perguntaram a estudantes desses dois países "Você já sonhou com...?" e apresentaram uma lista de sonhos possíveis, inclusive nadar, estar nu e ser enterrado vivo. A semelhança entre as respostas de estudantes a meio mundo de distância foi espantosa.

Os cinco sonhos mais frequentes dos universitários japoneses eram:

1. Ser atacado ou perseguido
2. Cair
3. Tentar várias e várias vezes fazer alguma coisa
4. A escola, a universidade, professores, estudos
5. Congelar de medo

Entre os americanos, os cinco principais sonhos foram:

1. Cair
2. Ser atacado ou perseguido
3. Tentar várias e várias vezes fazer alguma coisa
4. A escola, a universidade, professores, estudos
5. Experiências sexuais (as experiências sexuais ocuparam o sexto lugar na lista entre os universitários japoneses pesquisados)

Cinquenta anos depois, uma pesquisa semelhante foi feita com universitários chineses e alemães. Eles também deram respostas surpreendentemente parecidas.

Os cinco principais sonhos relatados pelos alunos chineses foram:

1. A escola, a universidade, professores, estudos
2. Ser perseguido
3. Cair
4. Atrasar-se, por exemplo, perder um trem
5. Não passar numa prova

Entre os universitários alemães, os sonhos foram:

1. A escola, a universidade, professores, estudos
2. Ser perseguido
3. Experiências sexuais
4. Cair
5. Atrasar-se, por exemplo, perder um trem

Como é possível pesquisas sobre sonhos conduzidas com meio século de intervalo em quatro países distintos produzirem resultados tão parecidos? Talvez isso esteja relacionado à experiência cotidiana. Afinal, Estados Unidos, Japão, Alemanha e China são sociedades modernas e industriais. Talvez a vida que esses universitários levavam fosse parecida o suficiente para produzir sonhos parecidos. Seriam os sonhos de povos de culturas indígenas diferentes?

Antropólogos das décadas de 1960 e 1970 resolveram descobrir. Eles coletaram relatos sobre sonhos de povos originários como os yir-yoront da Austrália, os zapotecas do México e os meinacos do Brasil. Em seguida compararam as características dos seus sonhos com as dos americanos, concentrando-se em temas como agressividade, sexualidade e passividade. Apesar das enormes diferenças entre a vida das culturas tradicionais e dos americanos, as paisagens oníricas estavam muito mais alinhadas do que as culturas que as produziam.

Por exemplo: os relatos de sonhos tanto das sociedades tradicionais quanto os dos Estados Unidos mostravam que os homens tinham uma probabilidade maior de sonhar com outros homens, ao passo que mulheres sonhavam tanto com homens quanto com mulheres. Em ambas as culturas, homens e mulheres tinham uma probabilidade maior de serem as vítimas de uma agressão, não os agressores, enquanto menos de 10% dos sonhos eram sexuais, outra similaridade.

Os sonhos apresentam uma semelhança notável no mundo inteiro, independentemente do idioma que falamos, de morarmos na cidade ou na zona rural, num país desenvolvido ou em desenvolvimento; independentemente da nossa riqueza ou da nossa situação no mundo. Diante dessa continuidade dos sonhos no tempo e no espaço, parece razoável concluir que suas características e seu conteúdo estão programados em nosso DNA e são um produto da neurobiologia e da evolução – em grande parte sem sofrer influência das diferenças culturais, geográficas e linguísticas. Nas páginas a seguir, precisamos ter sempre em mente este fato central em relação aos sonhos: eles existem dentro das fronteiras de suas origens neurobiológicas e, portanto, não são de fato sem limites. Por mais mágicos que possam parecer, os sonhos respeitam determinadas regras.

Sonhos também seguem outros parâmetros. A matemática, por exemplo, não desempenha um papel nos nossos sonhos, e quando sonhamos raramente utilizamos outros processos cognitivos como ler, escrever ou usar um computador. Sem a lógica da Rede Executiva, esses processos se tornam difíceis, se não impossíveis.

Você também provavelmente nunca vai sonhar com um celular montado a cavalo, por exemplo, e é extremamente raro objetos se transformarem em pessoas ou vice-versa nos sonhos. Em *Sonho de uma noite de verão*, de Shakespeare, personagens se transformam em animais, mas nos relatos de sonhos seres humanos raramente viram animais. Quando objetos se transformam em outros, é mais provável que seja em coisas parecidas. Um carro vira uma bicicleta. Um ônibus urbano vira um ônibus escolar. Uma casa vira um castelo, ou uma casa num lugar vira uma casa em outro lugar. Os saltos nos sonhos seguem os mapas semânticos da nossa memória.

Mapas semânticos são nossa maneira de organizar as pessoas, os objetos e os lugares que povoam nosso mundo. Pense nos mapas semânticos como cachos de uvas. Um cacho corresponde a "meios de transporte". Outro, a "tipos de moradia". À medida que sua mente sonhadora vai saltando de associação em associação, ela tende a se manter no mesmo "cacho" semântico. Um meio de transporte se transforma em outro. Um tipo de moradia se transforma em outro. Até onde podemos afirmar, é assim que os sonhos são desde que o ser humano começou a registrá-los.

O poder social e emocional dos sonhos

Eu fico imaginando se a razão por trás da notável consistência das narrativas oníricas ao longo da história da humanidade é sua tendência a girar em torno das emoções e relações interpessoais, tanto as reais quanto as imaginadas. A mente sonhadora encena todo tipo de situação hipotética sem qualquer julgamento. Por isso você pode sonhar que é de outro gênero, tem outra orientação sexual e participa de interações sexuais ou interpessoais que seriam improváveis na sua vida desperta, ou mesmo desagradáveis. Fazemos isso em grande parte do ponto de vista das emoções: como eu me sentiria se fizesse tal coisa?

O foco emocional e social dos sonhos também deve ser o motivo pelo qual eles não parecem ser muito afetados pela constante transformação das tecnologias desde os anos 1950. A televisão, os computadores, a internet e os smartphones raramente aparecem nos relatos de sonhos. Com base nas investigações limitadas mas ainda em curso sobre como nossa vida digital povoa nossa vida onírica, nem mesmo nosso vício em redes sociais parece ter invadido nossa paisagem onírica.

O que o mundo imaginativo dos sonhos nos oferece, em primeiríssimo lugar, são experimentos sociais. Nós somos criaturas sociais. Os sonhos proporcionam experimentos mentais que sondam as nossas relações, às vezes de forma nada plausível, outras de maneira profundamente comovente – e nesse processo vão construindo nossa inteligência social. Esse aspecto central do sonhar depende do mais recente e mais importante avanço evolutivo do cérebro humano e da Rede da Imaginação: o córtex pré-frontal medial (mPFC, na sigla em inglês).

O mPFC está situado na linha média do cérebro e consiste num feixe de neurônios que fica parte no lobo frontal esquerdo, parte no direito, atrás da testa e acima da ponte do nariz. Pré-frontal significa a parte mais dianteira dos lobos frontais, o que os situa bem na testa. O córtex pré-frontal foi o que empurrou a testa humana para a frente. Ele é uma área onde os neurônios mais recentes são criados, revelando pressões evolutivas que nos tornam mais sociais, mais humanos.

Em nossa vida desperta, o mPFC desempenha um papel na nossa capacidade de levar em conta tanto nosso próprio ponto de vista quanto o dos outros. Trata-se de uma capacidade extraordinária. Ainda que o cérebro tenha diminuído de tamanho nos últimos 3 a 5 mil anos, a inteligência social da nossa espécie aumentou, graças ao mPFC. Danos a essa região do cérebro acarretam falta de empatia, problemas na tomada de decisões sociais e uma incapacidade de respeitar as convenções sociais. Também tornam mais difícil modificar nosso julgamento inicial sobre alguém, mesmo quando recebemos novas informações.

Ao sonharmos, a Rede Executiva sai de cena e a Rede da Imaginação passa a ocupar o centro do palco, deixando o mPFC livre. Quando atribuímos pensamentos, sentimentos e intenções não apenas a nosso eu do sonho, mas aos outros personagens que inventamos, isso é um resultado do mPFC. Essa capacidade de se pôr no lugar do outro, em especial com relação a si mesmo, é chamada, resumidamente, de Teoria da Mente.

A Teoria da Mente nos permite considerar nossos desejos, crenças e emoções e deduzir os das pessoas com as quais interagimos. Ainda na infância começamos a atribuir estados mentais a nós mesmos e aos outros e isso é algo considerado vital para sermos funcionais numa tribo, comunidade ou sociedade. Pessoas com transtornos como autismo, esquizofrenia e transtorno de ansiedade social têm problemas com isso, o que torna as interações mais difíceis. A Teoria da Mente nos ajuda a entender por que alguém age como age e como essa pessoa pode vir a agir no futuro. Quando sonhamos, a Teoria da Mente nos permite pensar em como nos sentiríamos em determinadas situações imaginadas e como os outros se sentiriam em relação a nós nessas mesmas situações. Isso é importante porque melhora nossa capacidade de interagir em grupo, de solucionar problemas coletivamente e de trabalhar com um objetivo comum em vista. A Teoria da Mente está em pleno funcionamento na mente sonhadora, permitindo-nos encenar situações sociais complexas, experimentos mentais imaginários que podem influenciar nossa vida desperta.

Quando realizamos esses experimentos mentais no sonho, também temos acesso a um sistema límbico altamente ativado. Esse sistema é responsável pela emoção, pelas lembranças e pelo desejo sexual. Você deve lembrar que, durante os sonhos, ele pode ser ativado em níveis impossíveis quando estamos acordados. Esse estado emocional hiperativado pode melhorar nossa inteligência e nossa percepção social. Se você estiver se perguntando como a emoção pode ser tão crucial para nossas habilidades sociais, lembre-se de que, quando o sistema límbico é lesionado e a parte executiva racional do cérebro não tem acesso a ele, nosso pensamento fica paralisado e incapaz de dar sentido ao mundo social ou mesmo tomar decisões claras. Lesões no sistema límbico podem prejudicar a capacidade de empatia, de compreensão de sinais sociais e de interações adequadas com terceiros. Embora em geral não pensemos nelas dessa forma, as emoções são fundamentais para nosso julgamento em situações sociais. Creio que essa capacidade foi essencial para a nossa evolução coletiva.

Você no sonho *versus* você acordado

A maioria das pessoas tem uma noção clara de quem são. Para além de nossa aparência física, temos lembranças sobre o que fizemos no passado e ideias sobre onde gostaríamos de estar no futuro. Temos crenças e princípios morais, gostos e aversões. Tudo isso pinta um autorretrato detalhado de quem somos. Mas e o protagonista dos nossos sonhos? Será que o seu eu do sonho é diferente de quem você é quando está acordado?

Em meados do século XX, os pesquisadores Calvin Hall e Robert Van de Castle desenvolveram um sistema para dividir os sonhos em seus elementos constitutivos.[2] Essa técnica de codificação contava quantos personagens havia num sonho. Eram indivíduos, grupos ou animais? Mulheres ou homens, machos ou fêmeas? Quão agressivo era o sonho? O sonhador era vítima ou agressor?

Eles descobriram que você quase sempre será protagonista do próprio sonho, que o enredo tipicamente terá cerca de cinco personagens e que as narrativas têm uma maior probabilidade de tender para a agressão do que para a gentileza. Usando esse sistema de pontuação, Hall, Van de Castle e outros mostraram também que os sonhos, em sua maioria, não são bizarros, mas sim feitos da matéria banal da vida cotidiana.

A ideia de que os sonhos são uma continuação de nossa vida desperta é denominada hipótese da continuidade dos sonhos. Essa hipótese não diz que nossos sonhos espelham perfeitamente nossa vida desperta, mas que refletem nossa personalidade, nossos valores e nossas motivações, e que se originam nos medos, preocupações ou necessidades emocionais de quando estamos acordados. Segundo os proponentes dessa teoria, talvez até 70% de nossos sonhos equivalham a "simulações personificadas" de nossas preocupações e concepções pessoais.[3]

Qualquer um que tenha sonhado com o próprio chefe depois de um dia difícil no trabalho ou com um ente querido pouco depois de sua morte sabe que elementos da nossa vida acabam entrando nos nossos sonhos. Um estudo comparativo entre mães que trabalhavam fora e mães donas de casa constatou que as primeiras tinham mais experiências desagradáveis, mais personagens masculinos e menos ambientações domésticas em seus sonhos do que as que ficavam em casa.

Apesar disso, todos nós sabemos que os sonhos com frequência não se parecem em nada com nossa vida desperta. Por isso, eu diria que há tanto descontinuidade quanto continuidade. Grande parte da nossa vida desperta representada em nossos sonhos aparece de forma distorcida ou descontextualizada. Em geral, é um estranho coquetel de elementos reais e irreais.

Para testar quanto da nossa realidade cotidiana é incorporada aos sonhos, alguns pesquisadores alteraram drasticamente a vida dos participantes. Estudos usaram óculos coloridos, videogames imersivos e outras técnicas para ver como nossa realidade desperta "vaza" para os nossos sonhos. Como você pode imaginar, raramente isso acontece através de representações fiéis. Pessoas que passavam o dia inteiro usando óculos vermelhos às vezes sonhavam em vermelho; outras vezes apenas parte de seus sonhos tinham "a cor dos óculos".[4] Em outro experimento, os participantes usavam "óculos de inversão" que viravam o mundo de cabeça para baixo.[5] Eles não acabavam sonhando com essa realidade invertida, mas seus sonhos continham alguns elementos invertidos. Elementos de videogames costumam aparecer em sonhos, mas os sonhos raramente são uma reprodução do jogo. Isso seria prosaico demais para o cérebro que sonha.

Com o tempo, os padrões de nossas narrativas oníricas se tornam singulares a cada um de nós, mas isso não significa que reproduzam fielmente nossa vida desperta. Hall e um colega analisaram 649 sonhos de uma americana que deu a si mesma o pseudônimo Dorothea. Dorothea começou a registrar os próprios sonhos num diário em 1912, aos 25 anos, e seguiu fazendo isso até poucos dias antes de morrer em 1965, com 78 anos. Em seus relatos de sonhos ao longo de cinco décadas, um punhado de temas se destaca, aparecendo em 75% de todos os seus sonhos:

- Comida e o ato de comer
- Perder um objeto
- Estar num recinto pequeno ou bagunçado, ou ter seu quarto invadido por alguém
- Estar num sonho com a própria mãe
- Ir ao banheiro
- Chegar atrasada

Esse padrão de sonhos manteve uma consistência notável ao longo de décadas. Você poderia ler 100 ou 200 relatos de sonhos escritos por Dorothea e saber que eram dela. Mas esses sonhos na verdade não nos dão nenhuma pista sobre sua vida. A partir deles, você jamais saberia que ela era a segunda de oito filhos, nem que nascera na China de pais missionários chineses, ou que regressara aos Estados Unidos aos 13 anos, concluíra um doutorado em psicologia aos 38, nunca fora casada nem tivera filhos e lecionara até se aposentar. O máximo que se poderia esperar conseguir a partir dos sonhos de Dorothea eram algumas deduções sobre seus valores, apreensões e preocupações.

O próprio Hall tinha dificuldade para estimar personalidades e temperamentos individuais a partir dos sonhos de seus pacientes. Ao analisar os sonhos de 17 homens que participaram da Expedição Norte-Americana ao monte Everest em 1963, ele deduziu que dois deles seriam os mais populares, os mais psicologicamente maduros e os melhores líderes. Hall estava redondamente enganado. Esses dois eram os menos queridos do grupo, os mais imaturos, considerados péssimos em liderar ou melhorar o astral do grupo. O pesquisador relatou que tinha sido uma lição de humildade perceber a "enormidade dos erros de julgamento" que havia cometido ao tentar determinar o comportamento dos escaladores na vigília a partir do conteúdo de seus sonhos. O erro de julgamento de Hall demonstrou os limites dos sonhos em refletir nossa realidade desperta. Na melhor das hipóteses, os sonhos parecem ser um espelho distorcido.

Como os sonhos se desenvolvem na infância

Embora meus três filhos já estejam na faculdade, lembro-me de observar seu desenvolvimento quando eles eram pequenos. O primeiro sorriso de verdade, a primeira palavra, o primeiro passo, o primeiro dia na pré-escola. Como a maioria dos pais e mães, eu me sentia ao mesmo tempo animado e aliviado quando eles atingiam cada um desses marcos do desenvolvimento. À medida que a criança pequena vai crescendo e experimentando o mundo, o cérebro alcança conquistas neurológicas igualmente importantes que ocorrem fora do campo de visão de pais e mães mais atentos. Embora esses marcos ocorram "fora de cena", nem por isso são menos importantes, especialmente no que diz respeito aos sonhos.

A capacidade de sonhar é uma conquista cognitiva importante, que leva tempo para se desenvolver. Na verdade, nós andamos e falamos antes de sonhar. Desenvolvemos essa habilidade na mesma época em que aprimoramos nossas capacidades visuais e espaciais, por volta dos 4 anos, mais ou menos na mesma fase em que estamos aprendendo a pular, a nos equilibrar num pé só e a pegar uma bola.

Sabemos como são os sonhos das crianças ao longo do tempo graças a estudos longitudinais que acompanharam seu início e sua evolução. Em alguns casos, crianças e suas famílias chegaram até a participar de registros e avaliações de sonhos ao longo de décadas, adentrando a adolescência e a idade adulta. Como resultado dessa pesquisa intensiva, sabemos que os sonhos das crianças se desenvolvem em paralelo à sua imaginação na vida desperta.

Os primeiros sonhos relatados por crianças mal podem ser chamados assim. Entre os 3 e os 5 anos, crianças que são acordadas durante um estágio do sono em que os adultos em geral sonham em abundância não costumam relatar sonho algum. E, caso relatem, o sonho não envolve gestos nem movimentos, sendo mais parecidos com fotografias do que com filmes. Há muito pouco movimento, muito pouca interação social, e a criança que sonha em geral não participa do sonho.

Entre crianças em idade pré-escolar, sonhos contendo agressões, infortúnios e emoções negativas são raros. As duas principais características dos sonhos nesse estágio são personagens animais e referências a estados corporais, como por exemplo fome ou cansaço. A criança pode sonhar com o estado corporal de estar dormindo em cima da mesa da cozinha ou com uma ave piando, por exemplo. Curiosamente, os animais que aparecem nos sonhos de crianças pequenas não incluem seus próprios animais de estimação, mas animais de contos de fadas, desenhos animados e histórias. Uma das hipóteses é que esses personagens animais sirvam como substitutos, uma espécie de avatar da criança antes de seu senso de individualidade (self) estar plenamente desenvolvido.

Dos 5 aos 8 anos, as crianças começam a relatar sonhos narrativos, ainda que sem cronologia ou sequência. No início elas acham que os sonhos são fantasias compartilhadas, mas acabam percebendo que não são uma experiência coletiva, mas sim algo íntimo. Isso acontece paralelamente à ativação da Rede da Imaginação por volta dessa idade. As estruturas cerebrais dessa rede levam tempo para se interconectar e começar a funcionar de forma sincronizada.

Mas é apenas por volta dos 7 ou 8 anos que as crianças se tornam participantes ativas dos próprios sonhos. Ao mesmo tempo, seus relatos de sonhos começam a revelar uma sequência de eventos, com um acontecimento conduzindo ao seguinte. Essa é a mesma fase em que a consciência de um eu autobiográfico surge tanto na vida onírica quanto na vida desperta da criança. O eu autobiográfico é uma noção de quem somos, intrinsecamente e em relação aos outros. Dada a confluência desses dois marcos do desenvolvimento, parece provável que eles estejam interligados, talvez influenciando ou estimulando um ao outro.

O que finalmente dá às crianças a capacidade de sonhar? Se pensarmos bem, a maioria das crianças nessa idade já frequenta a escola e está aprendendo a ler ou a realizar operações matemáticas básicas, mas ainda não sonha, pelo menos não do modo como pensamos nos sonhos em termos de cenas sucessivas. Isso intrigou os pesquisadores, que se perguntaram se as crianças sonhavam desde bem pequenas, mas simplesmente não tinham as habilidades verbais para descrever os próprios sonhos. Só que essa explicação não faz sentido, já que elas são capazes de falar sobre pessoas, acontecimentos e coisas antes de relatar ter sonhos com elas.

A realidade é que a chegada dos sonhos da forma que a maioria de nós os concebe ocorre em paralelo ao desenvolvimento das habilidades necessárias para o processamento de informações visuais e espaciais – ou visuoespaciais –, e não daquelas ligadas à linguagem e à memória. Sonhar exige muito de nós. Nós não apenas precisamos visualizar o mundo, mas também fabricar situações. Sonhos são como outros processos cognitivos de nível superior, que se desenvolvem com a idade e o amadurecimento. O elemento essencial para a capacidade de sonhar é nossa habilidade mental de recriar a realidade visualmente. Na verdade, existe um teste para determinar se a criança é capaz de sonhar chamado teste dos Cubos de Kohs. Nesse teste, as crianças precisam olhar modelos ou imagens de padrões vermelhos e brancos, depois reproduzir esses padrões usando blocos. Se conseguem reproduzir o padrão, elas provavelmente conseguem sonhar.

Tanto as habilidades visuoespaciais quanto os sonhos dependem dos lobos parietais, que ajudam na orientação espacial e só atingem seu pleno desenvolvimento por volta dos 7 anos. Além disso, o mais importante ainda é que os sonhos dependem de associações complexas entre regiões do cérebro, os córtices associativos, que também demoram a se desenvolver e dar sentido ao que o lobo occipital consegue ver e o lobo parietal consegue sentir – trabalhando em conjunto para uma experiência visual e emocional imersiva.

Logo após a chegada dos sonhos, segue-se um marco notavelmente universal no desenvolvimento infantil: os pesadelos. Examinaremos esse assunto mais a fundo no próximo capítulo, mas as crianças têm mais pesadelos do que os adultos. Por mais amorosa e tranquila que seja a sua criação, a paisagem onírica das crianças é povoada por monstros e seres sobrenaturais. Mas a frequência de pesadelos diminui para quase todas as pessoas quando passamos da infância para a idade adulta.

Considere o seguinte: hoje sabemos que os sonhos correspondem ao nosso desenvolvimento de um senso de individualidade, a capacidade essencial que nos permite estabelecer uma memória autobiográfica e uma identidade. Nenhum sonho reforça mais a individualidade do que os pesadelos – nos quais o eu costuma estar sob ataque ou diante de algum outro tipo de ameaça existencial, sendo fundamentalmente uma batalha do *eu* contra *o outro*. Essa é uma forma poderosa de incutir na criança a noção de que ela é um ser separado, com vontade própria e um lugar próprio no mundo.

As vantagens evolutivas do sonhar

Como sabemos que os sonhos não são aleatórios? Será que eles não poderiam ser uma série de imagens, lembranças, personagens e ações escolhidas ao acaso como cartas de baralho? Eles poderiam ser um subproduto sem importância de algo benéfico que ocorre durante o sono, o ruído de um motor, mas não seus pistões e engrenagens.

No entanto, existem razões bem objetivas para sabermos que os sonhos não são aleatórios. Uma delas é o fato de muitas pessoas terem sonhos recorrentes. Se fossem aleatórios, a chance de ter o mesmo sonho duas vezes seria extraordinariamente baixa – e a de ter o mesmo sonho mais de duas vezes seria impossível. Em segundo lugar, alguns de nós conseguem se levantar no meio da noite, voltar para a cama e retomar o mesmo sonho que estavam tendo – algo que também seria impossível se os sonhos fossem de fato aleatórios.

Acredito que nós tenhamos evoluído para sonhar. Vou explicar por quê. Sempre que possível, a evolução preserva características vantajosas. A evolução jamais perpetuaria traços que não nos dessem uma vantagem clara, sobretudo se eles exigissem muita energia ou nos expusessem a predadores. Sonhar faz as duas coisas: demanda muita energia e nos deixa vulneráveis quando estamos sonhando.

Sendo assim, por que sonhamos? Por que realizar todo esse esforço noturno e inventar apenas para nós mesmos todas essas narrativas mentais bizarras sobre cair, perder os dentes e trair nosso companheiro ou companheira? Que vantagem biológica ou comportamental poderíamos obter ao passar anos, talvez décadas, da nossa vida sonhando?

Essas perguntas já deram origem a várias teorias. Como todos nós em algum momento já sonhamos que éramos perseguidos, uma das teorias é que os sonhos existem como uma espécie de ensaio para situações de risco, um modo de treinar com segurança o reconhecimento e a reação a ameaças. Segundo essa teoria, os sonhos são como uma simulação virtual em que podemos testar diferentes reações e imaginar suas consequências. Será que conseguimos administrar melhor as ameaças do mundo real com base nas experiências de nossa vida onírica?

Isabelle Arnulf, professora de neurologia da Universidade Sorbonne, em Paris, perguntou aos alunos sobre seus sonhos antes de sua prova de admissão para a escola de medicina.[6] Sonhos com a prova foram frequentes, e mais de três quartos foram pesadelos. Os temas desses sonhos desagradáveis eram sem dúvida previsíveis: "Eu acordava tranquilamente às 10 da manhã. De repente, entrava em pânico e me dava conta de que tinha perdido a prova." Outros alunos sonhavam que seus óculos se estilhaçavam antes da prova, que eles recebiam uma prova com páginas faltando, que o trem ia na direção errada, e assim por diante.

Curiosamente, os alunos que sonhavam com a prova em geral se saíram cerca de 20% melhor do que os que não sonharam com o assunto. Mais horas de sono não foi um fator preditivo de resultados melhores, e mais ansiedade antes da prova não previu uma pontuação mais baixa. Arnulf concluiu que uma expectativa negativa em relação a um acontecimento estressante e a simulação da prova durante o sonho poderiam ter proporcionado uma vantagem cognitiva aos alunos que estavam fazendo a prova. Os relatos de sonhos, segundo ela, funcionaram como uma espécie de checklist de todas as situações possíveis – desde as prováveis, como esquecer os documentos, até as improváveis ou impossíveis, como pegar um avião para ir fazer a prova.

Entretanto, se a simulação de situações de risco fosse nosso único motivo para sonhar, todos os nossos sonhos seriam sobre ameaças imaginadas. E sabemos que não é assim. Os enredos variam, e quando sonhamos sentimos muitas outras emoções além do medo. O ato de sonhar deve ter outras vantagens evolutivas.

Outra teoria sugere que os sonhos têm um valor terapêutico e funcionam como uma espécie de terapia noturna para nos ajudar a digerir e metabolizar emoções que provocam ansiedade. Muitas pessoas já sonharam que apareciam em público atrasadas, malvestidas ou sem roupa. Esses sonhos podem realmente nos ajudar a evitar constrangimentos em nossa vida desperta. Pesquisas recentes da Universidade da Califórnia em Berkeley mostram que reações de medo a experiências de alto teor emocional ficam atenuadas na manhã seguinte a esse tipo de sonho.[7]

Indícios do valor terapêutico dos sonhos também podem ser encontrados nos sonhos de casais em processo de divórcio. Rosalind Cartwright, da Pós-Graduação em Neurociência do Centro Médico da Universidade Rush, em Chicago, constatou que os sonhos por si sós podiam prever quem iria se recuperar ou não de uma depressão pós-divórcio.[8] Os que se recuperavam tendiam a ter sonhos mais dramáticos, com tramas mais complexas, que misturavam lembranças antigas e recentes. Cartwright concluiu que os participantes recém-divorciados do estudo estavam elaborando nos sonhos seus sentimentos negativos em relação aos ex-companheiros. Isso, segundo ela, tinha como efeito suavizar a emoção e preparar a pessoa que sonhava para acordar disposta a ver as coisas de um jeito mais positivo e recomeçar. A frequência com que os casais em processo de divórcio sonhavam um com o outro estava correlacionada com uma recuperação melhor ou pior.

Sonhar também pode servir como uma forma de testar diferentes situações interpessoais. Quando se trata de visualizar todo tipo de situação social, nada se compara ao sonho. Sonhos são capazes de proporcionar uma gama incrível de tramas tanto realistas quanto nada plausíveis, e assim podemos imaginar como cada uma delas poderia se desenrolar. Somos tão bons nisso que a construção de situações sociais já foi chamada por Mark Flinn, antropólogo de biomedicina na Universidade Baylor, do Texas, de nosso "superpoder".[9] De uma perspectiva evolutiva, a qualidade de nossas interações com os outros é vital. Ela nos ajuda a conviver em grupo e a encontrar um parceiro.

Outra teoria sobre as vantagens evolutivas do sonhar aponta a manutenção de um cérebro bem ajustado e de prontidão mesmo durante o sono. Ao tentar criar máquinas que se comportem como a mente, cientistas da computação encontram desafios que nos oferecem pistas sobre outras vantagens que os sonhos poderiam trazer.

As redes neurais são neurônios que se associam no cérebro para desempenhar determinada função. Por exemplo, uma rede neural poderia ser o tipo de processamento visual necessário para determinar se alguém que estamos vendo é conhecido. Os softwares de reconhecimento facial são uma versão artificial disso. Uma teoria propõe que sonhar traz vantagens evolutivas porque os picos de atividade mental que acompanham o sonho mantêm as redes neurais minuciosamente ajustadas, como uma espécie de chama-piloto do cérebro. Assim, se formos despertados, o cérebro pode se tornar rapidamente alerta e responsivo.

O aprendizado de máquina e a natureza bizarra dos sonhos inspiraram ainda outra teoria sobre as vantagens evolutivas do sonhar. Os sonhos muitas vezes são surreais, com situações extravagantes ou improváveis do tipo que você não veria num dia comum e talvez nunca veja na vida. Com isso em mente, o neurocientista americano Erik Hoel propõe algo que denomina a hipótese do cérebro *overfitted*, ou "com ajuste excessivo".[10] Ele sugere que os sonhos existem para ajudar a generalizar o que aprendemos em nossa vida desperta.

Quando uma máquina aprende tarefas complexas, ela é treinada para desenvolver regras gerais a partir de um conjunto de circunstâncias específicas. Se as circunstâncias usadas forem excessivamente parecidas, ocorre um "ajuste excessivo", e as regras que a máquina adota passam a estar alinhadas de modo excessivamente estreito com as informações limitadas que ela recebeu sobre o mundo. Consequentemente, ela começa a ter o que, em humanos, seria considerado um pensamento estreito. O pensamento da máquina é demasiado específico, demasiado rígido e padronizado em sua análise. Em outras palavras, a máquina vai fracassar quando receber dados que estejam "fora da caixa". Para impedir que isso aconteça, os cientistas da computação inserem "ruído" nas informações usadas para ensinar a máquina, corrompendo propositalmente os dados e tornando as informações mais aleatórias.

Assim como os conjuntos de dados que uma máquina recebe para aprender, nossa experiência cotidiana muitas vezes pode nos oferecer informações limitadas sobre o mundo, criando padrões de pensamento restritos ou limitados. Habituar-se a uma rotina é eficiente, mas também limita nosso poder de adaptação a circunstâncias inesperadas. Com sua natureza fantástica e frequentemente surreal, os sonhos são muito semelhantes aos ruídos inseridos nos dados fornecidos à máquina. Esse embaralhamento de nossas lembranças e padrões, repetido noite após noite, poderia se basear em algo chamado ressonância estocástica, expressão científica usada para se referir ao acréscimo de ruídos aleatórios a dados para tornar sinais importantes mais detectáveis, não menos. Isso poderia levar a um pensamento mais flexível e mais criativo.

Não apenas a mente e as narrativas oníricas extravagantes, mas também as mudanças neurofisiológicas reais ocorridas durante o sonho contribuem para sustentar essa teoria. O cérebro injeta "ruído" em nossos sonhos diminuindo seus níveis de adrenalina. Conhecemos a adrenalina: ela é um neurotransmissor que aciona nossa resposta de luta ou fuga e nos deixa num estado de vigilância extrema. O aumento em seus níveis no cérebro nos leva a um estado hiperalerta, hiperfocado. Quando isso acontece, conseguimos detectar até mesmo o mais débil sinal em meio ao ruído. Isso tinha vantagens imensas quando os humanos precisavam evitar predadores na natureza. Uma explosão de adrenalina podia nos ajudar a detectar um leve farfalhar no mato alto, alertando-nos para a presença de uma ameaça ainda fora do nosso campo de visão.

Quando sonhamos, os níveis de adrenalina no cérebro diminuem e nosso discernimento entre sinal e ruído se afrouxa. Consequentemente, nossa capacidade de testar a realidade fica enfraquecida. Isso seria uma vulnerabilidade imensa se estivéssemos diante do perigo, mas confere ao sonhar a capacidade de pensar de forma criativa e divergente. Falarei mais sobre a base anatômica e biológica do pensamento divergente no Capítulo 4, sobre sonhos e criatividade. Quando falo em pensamento divergente, estou me referindo ao que com frequência chamamos de "pensar fora da caixa". O tipo de pensamento que olha para um problema de um modo inteiramente novo ou de um ponto de vista original e que pode ser muito difícil de alcançar quando estamos dedicados a solucionar um problema durante nossas horas de vigília.

A falta de adrenalina no cérebro durante o sonho permite a suspensão da descrença exigida por esse tipo de sonho ousado. Isso faz parte do desligamento da Rede Executiva, o segundo passo necessário para o sonhar. Faz sentido, uma vez que se trata de uma espécie de sinergia química. A Rede Executiva e a adrenalina no cérebro cumprem funções semelhantes: vigilância e foco externo. Ao mesmo tempo, os níveis de adrenalina no corpo não mudam, nos fazendo vivenciar os sonhos como se fossem reais. Quando sonhamos que estamos fugindo de um predador, por exemplo, a adrenalina em nosso corpo faz o nosso coração disparar como se estivéssemos de fato correndo para salvar nossa vida.

Esse tipo de pensamento imaginativo e livre que ocorre durante o sonho poderia render frutos ao nos permitir encontrar soluções adaptativas para ameaças existenciais. Quando dizemos que a evolução é a sobrevivência do mais apto, creio que isso signifique a sobrevivência do mais adaptável. É exatamente isso que as narrativas bizarras dos sonhos nos ajudam a fazer: lidar com o mundo e toda a sua complexidade, nos oferecendo a melhor chance possível para enfrentar o mais amplo leque de desafios que possamos encontrar pela frente. Os sonhos podem simular acontecimentos imprevisíveis e catastróficos de grande impacto que jamais poderíamos imaginar a partir de nossa rotina cotidiana, mas aos quais a espécie poderia precisar reagir para conseguir sobreviver: pestes, terremotos, tsunamis, guerras, secas.

Em última instância, embora as pesquisas se multipliquem, nenhuma teoria até agora foi capaz de apontar um único motivo pelo qual os seres humanos mantiveram a necessidade de sonhar. Na verdade, indícios sugerem que todas essas teorias são válidas em alguma medida, que elas se entrelaçam e são interdependentes. Não deveríamos esperar que exista uma única razão para sonharmos, da mesma forma que não existe uma única razão para o pensamento quando estamos acordados. À medida que os seres humanos foram evoluindo e que o cérebro foi acrescentando camadas novas e mais sofisticadas à nossa arquitetura celular, por que não poderíamos alargar a gama do que os sonhos podem nos proporcionar? Por que sonhar não pode ao mesmo tempo nos ajudar com nossas emoções e simular as piores hipóteses possíveis? Por que não pode servir como simulador de situações de risco e ao mesmo tempo manter a rede neural minuciosamente ajustada?

Essas teorias explicam todas as maneiras pelas quais os sonhos ajudam a nossa espécie a se adaptar e sobreviver, mas creio que eles nos ajudem também a nos tornar quem somos. Um sonho específico parece desempenhar um papel preponderante no aprimoramento de nossa noção de identidade narrativa e de nosso senso de individualidade, permitindo o surgimento do indivíduo único e singular. É um tipo de sonho que todos nós já tivemos: o pesadelo.

2

Pesadelos são necessários

Julia levava uma vida tranquila durante o dia. Era instrutora de yoga e gastava seu tempo cuidando do jardim e fazendo trilhas. Apesar disso, havia anos vinha tendo sonhos horrendos e violentos que pareciam vir do nada e incluíam os pais sendo decapitados ou apunhalar alguém com uma faca. Conforme contou no podcast *Science Vs*, ela acordava tremendo, e os detalhes perturbadores eram difíceis de esquecer.[1] Quando o dia começava e parte das emoções de seus sonhos horripilantes desvanecia, ela refletia sobre as cenas macabras que seu cérebro era capaz de conceber à noite. Cada vez mais, os resíduos dos pesadelos perduravam ao longo do dia seguinte.

A vida dupla que Julia levava a deixava perplexa. Seus dias eram repletos de emoções positivas construídas por hábitos saudáveis, mas suas noites eram povoadas de violência imaginada. Ela ficava profundamente perturbada com o fato de aqueles pensamentos viverem à espreita dentro dela. Não conseguia entender por que estava sonhando aquilo nem o que podia fazer para isso parar.

Como a vida onírica de Julia podia ser tão diferente de sua vida desperta, e como podia ter se tornado tão macabra? De onde vinham esses pesadelos violentos?

As culturas originárias atribuem os pesadelos a forças externas: maus espíritos, demônios ou outros seres malévolos. Algumas nem sequer têm um termo para designar os pesadelos, e os consideram janelas para as fronteiras da consciência. A verdade é que os pesadelos, assim como os sonhos, são um produto da neurobiologia. Em última instância, as visões sombrias que eles contêm são nossas.

Para muitas pessoas, os pesadelos parecem um efeito colateral negativo do sono. Afinal, eles nos enchem de um pavor que faz nosso coração disparar e nos acordam. Você pode temê-los e eles podem assombrar você. Apesar disso, são necessários, benéficos até, de maneiras que você jamais imaginou.

Para entender os pesadelos, devemos levar em conta a idade da pessoa que os tem, sua origem e o papel que podem desempenhar. É claro que nenhum aspecto da mente pode ser dividido de modo exato, mas essas distinções são úteis para iniciar nossa exploração. Este capítulo trata do tipo de pesadelo que todos nós temos na infância e que alguns indivíduos ainda têm na idade adulta. Como são universais, eles podem ter o propósito de aprimorar a identidade e o senso de individualidade da criança e, embora aterrorizantes, raramente perturbam a vida dela.

Já outro tipo de pesadelo, geralmente vivenciado por adultos, não só aterroriza seus sonhos como também afeta a vida desperta e serve como uma espécie de termômetro psicológico. Eles podem ser causados por estresse, ansiedade ou mesmo por algum trauma. Se forem severos ou crônicos o bastante podem ser enquadrados em algo chamado transtorno do pesadelo. Examinaremos os pesadelos induzidos por trauma no Capítulo 5, Sonhos e saúde.

Mas primeiro: o que distingue um pesadelo de outros sonhos?

Mais do que um sonho ruim

Pesadelos não devem ser confundidos com um sonho ruim ou desagradável. Um sonho ruim é apenas aquele que classificaríamos como emocionalmente negativo: você perde o ônibus ou precisa interagir com um colega irritante. Pesadelos, por sua vez, caracterizam-se como sonhos longos, vívidos e assustadores que sempre nos despertam.

O enredo de um pesadelo em geral inclui alguma ameaça à nossa sobrevivência, integridade física, segurança ou autoestima, e sua atmosfera emocional é de pavor. Eles também podem gerar sentimentos intensos de medo, raiva, tristeza, confusão ou até mesmo nojo. Por definição, os pesadelos nos forçam não apenas a acordar, mas a recordar de modo vívido os acontecimentos amedrontadores.

O conteúdo dos pesadelos difere muito do das outras categorias principais de sonhos: o sonho prazeroso e o sonho em que buscamos um objetivo, que tendem a ser mais metafóricos do que literais. Já os pesadelos em geral são mais literais do que metafóricos. Num pesadelo, somos ameaçados de alguma forma real. Nosso eu do sonho está sob ataque.

Os pesadelos também são diferentes em outro aspecto. Em outros sonhos, com frequência conseguimos deduzir as motivações e emoções dos outros personagens, enquanto nos pesadelos podemos perder essa habilidade de ler pensamentos. Diante da ameaça realista de um inimigo indecifrável, seu senso de individualidade é exacerbado. Nos pesadelos, é você contra um "outro".

Um mito recorrente e persistente afirma que não podemos morrer num sonho ou que, se isso acontecer, você também vai morrer na vida real. A origem desse folclore equivocado não é clara, mas ele atravessa gerações. A verdade é que é possível morrer num sonho, mas você quase sempre acorda antes de isso acontecer.

Mesmo que o conteúdo dos sonhos não possa matar você, o estresse fisiológico dos mais emocionalmente carregados pode. A cada 90 minutos, mais ou menos, percorremos o ciclo de sono completo: o sono leve, o sono profundo e, por fim, o sono com movimento rápido dos olhos (REM), no qual temos os sonhos mais vívidos e mais carregados de emoção. A cada ciclo de sono durante a noite, o período de sono REM se alonga e a intensidade emocional dos sonhos aumenta. Não deveria ser nenhuma surpresa, portanto, que o último período de sono REM antes do despertar esteja associado a um risco aumentado de parada cardíaca.

Durante um pesadelo, a amígdala, a parte do cérebro que processa as experiências emocionais, é hiperativada. Nossa respiração pode ficar acelerada e irregular, podemos começar a suar e nossa frequência cardíaca pode disparar. Há registros de um salto de 64 para 152 batimentos por minuto em apenas 30 segundos durante o sono. Mesmo assim, a maioria dos pesadelos não deixa marca duradoura em nosso corpo, mesmo que seu conteúdo fique gravado em nossa psique.

Por mais que os pesadelos sejam capazes de nos perturbar, abalar ou transformar, em grande medida eles permanecem um enigma. É difícil isolar e quantificar a origem de seu potencial perturbador. Eles são uma montanha-russa subjetiva, íntima, visual e emocional vivenciada durante o sono e avaliada por nossa consciência subjetiva quando estamos acordados.

Pesadelos são universais, e até onde sabemos sempre fizeram parte da condição humana. Eles não são uma falha ou aberração, afetando aleatoriamente algumas pessoas e outras não. Todo mundo tem pesadelos. Eles não são limitados por experiência de vida, dieta, idade ou hábitos pessoais. Nem mesmo a criação mais sensível e amorosa na infância serve de barreira contra os pesadelos.

Os temas dos pesadelos tampouco são aleatórios. Eles não são disparos esporádicos de neurônios com uma melodia ameaçadora tocando ao fundo. Os enredos dos pesadelos são previsíveis. Os cinco mais comuns no mundo inteiro e ao longo de todos os tempos são: fracasso e desamparo, agressão física, acidentes, perseguição e problemas relacionados à saúde ou morte. Com frequência o primeiro sonho de que nos lembramos é um pesadelo e todos somos capazes de citar algum que tenha retornado periodicamente durante a nossa vida, fazendo-nos acordar assustados e nos abalando profundamente.

As crianças têm mais pesadelos

Você já se perguntou por que precisou ter um pesadelo para começo de conversa? Que vantagem esse tipo de sonho poderia proporcionar? Creio que pode nos ajudar de várias formas, não só em termos individuais, mas a toda a espécie. A mais importante dessas vantagens ocorre cedo na vida e talvez lhe cause surpresa.

Os pesadelos se manifestam durante a nossa vida segundo um padrão curiosamente previsível. Para começar, estima-se que as crianças tenham cinco vezes mais sonhos desse tipo do que os adultos. Pesadelos infantis com frequência envolvem quedas, perseguições e uma presença maligna. Em relatos do mundo inteiro e em diversas culturas, crianças sonham com monstros, demônios e seres sobrenaturais. Como pode ser? Como crianças criadas com amor, cuidadas e protegidas, podem fazer surgir monstros oníricos?

Talvez nunca seja possível provar sem sombra de dúvida como e por que esse aspecto da infância se desenvolveu dessa forma, mas quando consideramos os padrões e as temáticas dos pesadelos, é tentador fazer algumas especulações.

Em primeiro lugar, vamos considerar o solo no qual esses sonhos aterrorizantes se proliferam. Os pesadelos infantis ocorrem numa fase de crescimento cognitivo explosivo. A linguagem e as habilidades sociais estão em pleno desenvolvimento. À medida que interage em casa com pais e irmãos e na escola com amigos e outras pessoas, a criança vai adquirindo sua primeira noção de quem é no mundo. Ao mesmo tempo, à noite, tem pesadelos frequentes. Acredito que esses dois aspectos da vida dela estejam interligados.

Vou explicar por quê. Como vimos no Capítulo 1, não nascemos capazes de sonhar; nossa capacidade de sonhar se desenvolve na infância. Os sonhos das crianças e sua imaginação quando despertas evoluem em paralelo. À medida que as crianças conquistam habilidades visuoespaciais que as tornam capazes de imaginar um mundo tridimensional, os sonhos começam a lembrar filmes em vez de fotografias. Quando chegam aos 5 anos, elas começam a ver surgir figuras em seus sonhos e personagens nas tramas. Essa é uma fase normal do desenvolvimento, em nada diferente de aprender a engatinhar, a andar ou andar de bicicleta. E é aí que começam os pesadelos.

Uma coisa que torna os pesadelos ainda mais aterrorizantes para crianças pequenas é que elas não conseguem distinguir a diferença entre sonho e realidade. A expressão "foi só um sonho" não significa nada para uma criança de 5 anos. Sabemos isso graças a extensas pesquisas sobre a idade em que as crianças compreendem que seus sonhos são íntimos, que são acontecimentos imaginados, não testemunhados por mais ninguém. O surgimento concomitante de um eu do sonho e dos pesadelos no desenvolvimento infantil provavelmente não é coincidência. Os pesadelos talvez sejam apenas um processo cognitivo universal por meio do qual todas as crianças cultivam e estabelecem sua noção de que são mentes independentes, verdadeiramente separadas dos outros, e que inclusive as ajuda a diferenciar pensamentos oníricos de pensamentos despertos.

Não costumamos pensar muito em nosso senso de individualidade depois de adultos porque ele já está plenamente formado. Sabemos quem somos. Temos uma compreensão de nossa existência como indivíduos, de nosso temperamento e aspectos físicos, de nossos pensamentos e emoções, de quem somos em relação aos outros: pai, mãe, filhos, irmãos, parceiros, amigos, rivais, colegas de trabalho, e assim por diante. Ser humano significa acima de tudo ter que navegar uma paisagem social complexa. Essa noção interior e exterior de quem somos às vezes é denominada eu narrativo e eu social. Para as crianças, tudo isso é um território novo. Tornar-se indivíduo é um processo de aprendizado. Crianças pequenas estão apenas começando a entender que têm uma vida interior rica e singular, e que também têm um lugar no mundo real, inseridas em famílias, tribos, cidades e bairros, escolas, sociedades e culturas. Ao adquirirem essa noção de quem são, as crianças provavelmente demonstrarão mais independência e autoconfiança, e uma disposição maior para tentar aprender coisas novas.

Agora consideremos os pesadelos típicos de uma criança de 5 ou 6 anos, que com frequência opõe o sonhador a alguma criatura. Quando monstros atacam crianças em seu espaço onírico, esses pequenos sonhadores contam aos pesquisadores que as criaturas estão "tentando invadir a mente" deles. Pense nisto: crianças começam a usar a própria mente para criar criaturas que lutam contra essa própria mente. O sonhador *versus* um outro malvado. Em nenhum lugar de sua jovem vida o senso de individualidade dessas crianças enfrenta tamanha ameaça.

À medida que elas ficam mais velhas, a abundância de pesadelos acompanha a maneira como a mente delas amadurece e se molda. Por exemplo, a frequência dos pesadelos só diminui por volta dos 10 anos. A partir dos 12, meninas têm uma probabilidade maior do que meninos de terem pesadelos. Esses pesadelos são dominados por seres humanos e pequenos animais como agressores, ao passo que os dos meninos incluem com mais frequência monstros e animais grandes. Pesquisas sugerem que a socialização talvez tenha um papel importante nessas diferenças, que começam a diminuir após a adolescência.

Como se poderia prever, amigos e dramas sociais têm um papel maior nos sonhos dos adolescentes, e os sonhos começam a se tornar mais sexuais. Com a maturação cognitiva que acompanha essa fase, a frequência dos pesadelos diminui. As exceções comuns são pessoas com transtorno de estresse pós-traumático (TEPT) e aquelas que sofrem de alguma doença mental. Menos comuns ainda são pessoas como Julia, cujos pesadelos frequentes perduram na idade adulta sem qualquer causa aparente. Assim como os pesadelos infantis, eles surgem a partir da imaginação, mas sem perturbar seriamente o sono, causar problemas no cotidiano ou medo de ir dormir. Todos esses são sintomas de um distúrbio chamado transtorno do pesadelo, do qual tratarei no Capítulo 5.

Quando ficamos adultos continuamos a ter pesadelos, mas eles costumam ser bem menos frequentes, ocorrendo talvez uma vez por mês, e podem ser provocados pelo estresse. Crianças também podem ter pesadelos ocasionados por ansiedade e estresse.

Os temas dos pesadelos também evoluem à medida que fazemos a transição para a idade adulta. Os monstros dos pesadelos infantis não são mais os protagonistas. Em vez disso, nossos pesadelos têm uma probabilidade maior de incluir conflitos interpessoais e temas ligados a fracasso e desamparo. Eles são também muito mais densamente povoados por personagens desconhecidos do que os sonhos normais. Porém um elemento típico dos pesadelos perdura da infância até a idade adulta: Seja por causa de algum monstro ou de um sentimento de desamparo, o eu do sonho está sob ameaça.

Pesadelos imaginados, assim como os sonhos, são uma conquista cognitiva. Se observarmos a trajetória dos pesadelos dentro do contexto mais amplo da vida onírica, fica claro que eles são o tipo de sonho mais notável. Eles treinam a mente de formas que as experiências vividas simplesmente são incapazes de fazer, ajudando a nos moldar e a forjar nosso ego. Em outras palavras, os pesadelos provavelmente são necessários para o nosso desenvolvimento.

A neurobiologia dos pesadelos

Nos anos 1950, um pioneiro da neurocirurgia chamado Wilder Penfield teve um inesperado vislumbre do poder de permanência dos pesadelos após desenvolver a cirurgia cerebral com paciente acordado para tratar a epilepsia.[2] Sua sonda elétrica despertava recordações do passado vívidas e precisas: uma mulher dando à luz, um homem ouvindo a mãe ao telefone, a melodia de uma música num toca-discos. Pacientes descreviam a experiência como "mais real do que uma lembrança". Penfield também despertou repetidamente um tipo específico de sonho: o pesadelo.

Uma menina de 14 anos relatou uma experiência infantil aterrorizante que havia se transformado num pesadelo recorrente. Ela estava caminhando pelo campo. Seus irmãos tinham ido na frente na trilha, e um homem começou a segui-la dizendo haver cobras no saco que carregava. Ela correu do homem na esperança de alcançar os irmãos, e essa cena se repetia em seus pesadelos. Toda vez que a sonda de Penfield tocava esse ponto do seu cérebro, ele conseguia despertar a cena, que vinha antes das convulsões que acometiam a menina.

Na história de cirurgia cerebral com paciente acordado que compartilhei no início do primeiro capítulo, eu também estava mapeando o lobo temporal de meu paciente quando despertei um pesadelo. Em geral, retirar a sonda interrompe o pesadelo. Às vezes, porém, o "interruptor" continua acionado, e o sonho persiste. Isso acontece porque os pesadelos, assim como toda cognição, são causados pelo fluxo de eletricidade no cérebro, de um neurônio para outro, repetido milhões e milhões de vezes. Minha sonda elétrica havia ativado a corrente elétrica, mas a atividade neuronal continuou de modo autônomo, como um trem desgovernado, repetindo o horror num looping autossustentado.

Quando isso acontecia, eu precisava extinguir o circuito elétrico nessa região específica do cérebro do paciente e interromper o pesadelo. Fazia isso da maneira mais elementar que se poderia imaginar: combatendo fogo com água. Como Penfield teria feito. Com toda a delicadeza, eu despejava água estéril gelada diretamente sobre o córtex cerebral exposto, de modo a extinguir a atividade elétrica e interromper o pesadelo. O paciente não sentia o frio, mas a água gelada retardava o metabolismo dos neurônios e tornava mais difícil para eles dispararem seu potencial elétrico. E com isso o pesadelo cessava.

O que me impressiona na experiência com cirurgia cerebral com paciente acordado de Penfield e na minha é como os pesadelos passam a integrar a arquitetura neuronal do cérebro. Cenas aterrorizantes específicas ficaram arraigadas no córtex cerebral. Elas estão codificadas de um modo que lhes permite ser reativadas de modo fiel repetidas vezes. Os pesadelos perduram.

Os dados científicos que sustentam a utilidade dos pesadelos

Pesadelos são custosos do ponto de vista psicológico e fisiológico. Eles podem acelerar a respiração, fazer a frequência cardíaca disparar e provocar fortes emoções. Tudo isso exige muita energia. Como constatamos repetidamente, se um traço ou comportamento tem um alto custo energético – algo que um pesadelo com certeza tem –, ele realmente precisa dizer a que veio. Em outras palavras: nós não estaríamos gastando toda essa preciosa energia com os pesadelos se eles não tivessem alguma utilidade. Por esse motivo, eles não podem ser considerados uma espécie de relíquia do cérebro, um resquício evolutivo como nosso apêndice intestinal, antes útil mas agora basicamente desprovido de função. Considerando todo o investimento que fazemos neles, os pesadelos de alguma forma fizeram jus ao seu direito de existir ao longo de gerações de pressões evolutivas. Eu acredito que eles tenham perdurado devido à sua utilidade.

Antes de descobrirmos como os pesadelos podem ser úteis, consideremos outro aspecto em relação a eles que os distingue dos sonhos: eles de fato podem ser transmitidos de geração em geração. Pesquisadores já encontraram agrupamentos de pesadelos frequentes em determinadas famílias, e um estudo com mais de 3.500 pares de gêmeos idênticos e fraternos finlandeses encontrou variantes genéticas ligadas a pesadelos.[3] Se a probabilidade de ter pesadelos pode ser transmitida geneticamente, será que os pesadelos em si também podem? Será que podemos transmitir roteiros de pesadelos clássicos de geração em geração? Afinal, excluindo os que surgem como resultado do TEPT, a maioria dos pesadelos nada tem a ver com traumas diurnos e parece respeitar roteiros bem batidos de terror e medo que fazem o coração disparar. Um animal selvagem está nos perseguindo. Estamos caindo de um despenhadeiro. Estamos sendo atacados. Será que esses roteiros já vêm programados na dupla hélice de nosso código genético?

A ideia não é tão extravagante assim. A transmissão de traços comportamentais vantajosos de uma geração para outra é o princípio central da psicologia evolutiva, que defende a ideia de que os comportamentos estão submetidos à mesma seleção natural que as características físicas. Por exemplo, hoje em dia o fato de os genes influenciarem habilidades cognitivas como atenção e memória de trabalho é amplamente aceito. Diz-se que eles também têm um papel importante em traços como a propensão à felicidade ou aos riscos.

Outro modo como traços comportamentais aprendidos em uma geração podem ser transmitidos para outra é por meio de algo chamado epigenética. A expressão epigenética não modifica o DNA, mas determina quais genes são ativados ou inativados, permitindo assim a transmissão de traços para a geração seguinte sem a necessidade de aguardar as mudanças extremamente vagarosas em nível genético. Em outras palavras, o DNA não precisa sofrer mutação para o código genético ser expressado de maneira diferente.

Existem indícios de que os traços comportamentais, assim como os físicos, estão sujeitos à epigenética. Vejamos o caso do *C. elegans*, um tipo de verme muito apreciado pelos pesquisadores: uma equipe de pesquisa descobriu que, quando esses nematódeos aprendiam a evitar bactérias perigosas numa geração, eles transmitiam esse comportamento para a seguinte.[4]

Nós, seres humanos, também podemos transmitir traços aprendidos numa geração para nossos descendentes por meio da epigenética. O DNA de praticamente todas as nossas células contém um emaranhado de quase 2 metros de código genético responsável pelo projeto completo do corpo humano. As células se diferenciam em células cerebrais, cutâneas ou de outros tipos selecionando que parte do código copiar e determinando quais proteínas fabricar. Mudanças ambientais também podem fazer com que partes diferentes do código genético sejam copiadas ou não, resultando na fabricação de proteínas distintas. O corpo faz isso fabricando marcadores moleculares que suprimem cópias dessa parte do DNA ou então as favorecem.

Se você for fumante ou for exposto a toxinas ambientais, por exemplo, surgirão marcadores que modificarão a forma como seu DNA é expressado – ao menos temporariamente. Se o nosso DNA é o projeto de uma casa inteira, a expressão dos genes determina se vamos fabricar uma porta ou uma janela. O modo como os genes são expressados numa geração pode ser transmitido à seguinte, do pai ou da mãe para os filhos. Se você parar de fumar ou evitar as toxinas ambientais, com o tempo seu DNA voltará ao normal.

Visto que a predisposição aos pesadelos pode ser transmitida de pais e mães para os filhos, não posso evitar me perguntar se os sonhos de nossos antepassados de alguma forma ainda reverberam em nossa mente adormecida por meio da epigenética.

Paralisia do sono: a origem do pesadelo

Imagine-se acordando de madrugada sem conseguir se mexer, dominado por uma sensação de pavor, ofegante de terror, sentindo um peso imenso e sufocante sobre o peito. Pode ser que você escute um zumbido, sinta choques elétricos ou vibrações percorrendo seu corpo; pode ser que tenha a sensação de estar flutuando ou sendo tocado; pode ser que escute ruídos alucinatórios, como risadas diabólicas; ou que sinta uma pessoa, animal ou presença maligna ao seu lado, trepado em seu peito, ameaçando, tocando, sufocando ou penetrando você. Quando isso acontece, você está vivenciando algo chamado paralisia do sono.

Estima-se que até 40% da população em geral já tenha vivenciado a paralisia do sono ao menos uma vez na vida. Trata-se de algo tão onipresente que culturas do mundo inteiro encontraram explicações diferentes para essa experiência. Na antiga Mesopotâmia, a culpa era atribuída a um íncubo, demônio do sexo masculino que deseja copular com uma mulher adormecida, ou sua correspondente do sexo feminino, um súcubo. Na região dos Abruzos, na Itália, a leste de Roma, uma bruxa má chamada *Pandafeche* era considerada a responsável. No Egito, a culpa era de um espírito cruel chamado *Jinn*. Na China tratava-se da visita de um fantasma. O artista suíço setecentista Johann Heinrich Füssli retratou a paralisia do sono como um demônio com aspecto de gnomo empoleirado no peito de uma mulher adormecida. Mais recentemente, a culpa foi posta em alienígenas extraterrestres decididos a abduzir seres humanos. De que outra forma explicar algo tão desconcertante, psicodélico e pavoroso quanto a paralisia do sono?

Na língua inglesa, a palavra "pesadelo", *nightmare*, remonta ao século XIV e era originalmente composta por duas palavras: *night*, noite, e *mare*. *Mare* era um espírito maligno que atormentava as pessoas durante o sono. A paralisia do sono às vezes pode gerar a sensação de violação sexual enquanto a pessoa está paralisada, daí a crença de que a apavorante experiência era causada por um íncubo ou súcubo.

Uma das primeiras descrições clínicas desse fenômeno foi o relato de caso do médico neerlandês Isbrand van Diemerbroeck intitulado *Incubus, ou o pesadelo*, de 1644. Sua descrição transmite bem o pânico e o terror da experiência: "Durante a noite, quando estava se preparando para ir dormir, ela às vezes acreditava que o demônio se deitava por cima dela e a imobilizava, às vezes que era sufocada por um grande cão ou por um ladrão em cima do seu peito, de modo que mal conseguia falar ou respirar."

A paralisia do sono tem duas características físicas centrais: o corpo fica paralisado e há uma sensação de sufocamento. Mais aterrorizante ainda é o fato de essas sensações físicas tipicamente virem acompanhadas da sensação ameaçadora de que um intruso está próximo ou por alucinações de um animal agachado sobre o peito da pessoa. Vejamos como a neurociência pode esclarecer melhor como todas essas coisas acontecem ao mesmo tempo.

A paralisia durante o sono é absolutamente vital para nos manter seguros em nossos sonhos mais vívidos. Caso contrário nós nos mexeríamos dormindo, algo visto em pacientes com comportamento de encenação de sonhos, nos quais o cérebro está adormecido mas o corpo permanece acordado (o que será explicado em maiores detalhes no Capítulo 5). Consequentemente, essas pessoas chutam, se debatem e gritam durante o sono. A paralisia do sono é o outro lado da moeda. O cérebro acordou, mas o corpo em si continua adormecido e paralisado. Em outras palavras: você fica trancado dentro do próprio corpo.

Dependendo de que músculos estejam ou não paralisados durante o sono, é possível se sentir sufocado e ter a sensação de um peso enorme em cima do peito durante a paralisia do sono. O diafragma é o principal músculo que usamos para puxar o ar para dentro do peito. Ele não é afetado pela paralisia muscular ocorrida durante o sono, o que nos permite respirar enquanto dormimos. Mas outros músculos respiratórios localizados entre as costelas e no pescoço, que nos proporcionam uma expansão máxima da caixa torácica para podermos inspirar mais fundo e preencher os pulmões por inteiro, permanecem paralisados. Nós usamos essa "musculatura acessória" ao correr morro acima, por exemplo... ou então quando estamos apavorados com a ideia de uma presença maligna à espreita. Quando esses músculos ficam paralisados, você entra em pânico. Arqueja tentando respirar, mas não consegue puxar todo o ar que deseja. Creio que essa seja a origem da sensação de sufocamento.

O elemento mais comum da paralisia do sono, relatado em diversos povos e culturas, é a sensação de um intruso à espreita. A provável origem desse fenômeno bizarro e impressionante é a ativação de uma parte do cérebro chamada junção temporoparietal, localizada acima e atrás das orelhas. Trata-se de um feixe do cérebro que margeia os lobos temporal e parietal, e que, ao ser estimulado, produz uma mistura singular de fenômenos. Hiperatividade nessa parte do cérebro faz pessoas acometidas por esquizofrenia atribuírem as próprias ações a terceiros. Mas a cirurgia cerebral com paciente acordado talvez ofereça o mais forte indício de que essa parte do cérebro está envolvida na paralisia do sono.

A estimulação elétrica da junção temporoparietal pode levar à ilusão de uma silhueta próxima indistinta, de um vulto. Num estudo de caso de uma mulher de 22 anos submetida a uma cirurgia cerebral com paciente acordado para tratar uma epilepsia, um estímulo elétrico nessa região do cérebro, no lado esquerdo, gerou a impressão de haver alguém atrás dela.[5] O estímulo elétrico foi repetido mais duas vezes. A cada vez, a paciente, que estava deitada, teve a sensação de haver um homem à espreita. Na estimulação elétrica seguinte, a mulher se sentou e levou os joelhos para junto do peito. Disse que o homem agora a estava abraçando e que era uma sensação desagradável. Quando lhe pediram para segurar uma ficha e executar uma tarefa, um teste de linguagem, ela disse que o homem estava tentando tomar a ficha de sua mão. Não apenas ela sentia haver mais alguém no recinto, como estava atribuindo motivações hostis às ações dessa pessoa.

Sabemos que a junção temporoparietal usa o tato e seu feedback para o cérebro conseguir determinar onde seu corpo está, onde ele termina e onde começa outro corpo. Parece provável que a silhueta indistinta – um aspecto central da paralisia do sono – seja resultado de algum tipo de perturbação elétrica nessa parte do cérebro, criando um "outro" sinistro ou maligno na fronteira difusa de nosso corpo imaginado.

A última parte da paralisia do sono, e a mais difícil de explicar, são as alucinações: os gnomos e demônios, o íncubo e o súcubo, os fantasmas e alienígenas que vemos no espaço entre o sono e a vigília. A base científica dessas alucinações permanece desconhecida e difícil de investigar. Se eu tivesse que dar um palpite, minha hipótese incluiria algum tipo de desequilíbrio na reativação da serotonina quando acordamos, que fica descoordenada em relação a outros neurotransmissores do despertar. Em última instância, essas alucinações guardam mais semelhanças com experiências psicodélicas intensas, ligadas à modulação de serotonina.

A serotonina é mais conhecida como o neurotransmissor estimulado pelos antidepressivos conhecidos como inibidores seletivos da recaptação da serotonina (SSRIs, na sigla em inglês). Sua principal função, porém, não está relacionada à depressão nem ao humor, mas consiste em promover o despertar e suprimir o sono REM. Durante o sono, os níveis de serotonina caem a zero. Quando acordamos, eles voltam ao normal.

A paralisia do sono não é um fenômeno puramente físico, claro. Da mesma forma que o cérebro ao sonhar costura uma história em busca da coesão e do reconforto que ela nos proporciona, ele busca dar sentido às estranhas e terríveis sensações que temos durante a paralisia do sono. A cultura e as crenças religiosas têm seu papel. Pode parecer difícil de acreditar, mas o lugar em que a pessoa foi criada e suas crenças podem alterar profundamente a experiência da paralisia do sono. Se você tiver sido criado na Itália, no Egito ou em algum outro lugar em que o folclore atribua a culpa da paralisia do sono a bruxas más, demônios ou outras forças do mal, sua paralisia do sono será diferente, e talvez pior, do que para alguém criado num país sem esses mitos. Seu mindset faz diferença.

Pense um pouco. Se você acorda e se vê paralisado, seu nível de pânico será muito maior se pensar que um ser do mal está à espreita ou que seu desconforto físico é consequência do ataque de uma força maligna. Com o pavor, sua respiração pode ficar mais difícil, a pressão no seu peito maior, e assim sua experiência será mais traumática.

Se acordar com paralisia do sono, o que você pode fazer? Como deve lidar com a sensação de sufocamento, com o aperto no peito, com as alucinações e o medo? Afinal, poucas coisas na vida são tão apavorantes. Tudo se resume a usar a mente desperta para captar os sinais surreais e apavorantes que você está recebendo. Como foi a mente que criou a sensação de medo e pavor, ela mesma pode ser usada para desativar essa sensação, para atenuar o pânico e a resposta de luta ou fuga provocada pelo medo.

Quando tiver paralisia do sono, não tente se mexer e lembre-se: isso que está acontecendo é inofensivo, temporário e não é motivo para ter medo. É uma boa ideia manter os olhos fechados e repetir para si mesmo que qualquer presença que você detectar no quarto é imaginada. Meditar sobre algo positivo, com o foco voltado para dentro, também pode ajudar.

Como aliviar os pesadelos

Voltemos a Julia por um momento, nosso estudo de caso do início deste capítulo. Após um pesadelo, Julia às vezes acordava tremendo ou com o rosto banhado em lágrimas. Passava o dia ansiosa, e a intensa emoção do pesadelo não se dissipava.

Como são os sonhos mais intensos e os mais difíceis de esquecer, os pesadelos podem aumentar a ansiedade diurna da mesma forma que aumentavam a de Julia. No dia seguinte a um pesadelo, a maioria das pessoas costuma ficar mais ansiosa e com uma disposição mental menos estável do que após noites tranquilas. Num estudo, enfermeiras que faziam diários de sono tinham mais pesadelos após um dia estressante, e dias mais estressantes após um pesadelo. Em outras palavras: é possível entrar numa espiral nada saudável de pesadelos e estresse.

Uma reação comum aos pesadelos frequentes é evitar o sono por completo. Afinal, ninguém pode ter pesadelos se não estiver dormindo. Infelizmente, esse tipo de insônia autoinduzida só faz desalinhar ainda mais nosso ritmo circadiano, resultando em ainda mais pesadelos. Como, então, podemos lidar com pesadelos recorrentes que não sejam produto de um trauma?

Em primeiro lugar, precisamos lembrar que os sonhos são um ato de imaginação extraordinário. Sendo nossos sonhos mais elaborados, os pesadelos são o ato de imaginação por excelência. Quando sonhamos, nossa atenção se volta para dentro e nossa Rede da Imaginação é ativada. Mas isso não significa que ela opere de forma autônoma. Ela ainda assim é um produto de nosso cérebro, e é afetada por nosso estado mental. Isso significa que podemos ter um papel ativo em nossos sonhos.

Pesquisadores mostraram que um processo chamado autossugestão, ou incubação de sonhos, pode funcionar para conduzir os sonhos numa determinada direção. Funciona assim: quando você for dormir, simplesmente faça uma afirmação verbal: "Eu quero sonhar com *tal coisa*." Melhor ainda: crie uma imagem mental da pessoa ou da questão com a qual deseja sonhar. Você também pode pôr na sua mesa de cabeceira uma foto da pessoa ou elemento com o qual quer sonhar. Sonhos são visuais. Fazendo uma dessas coisas você estará falando a língua deles.

Como a ansiedade e o estresse podem causar pesadelos, a terapia e outras técnicas para diminuir a angústia diurna igualmente podem reduzir a frequência dos pesadelos. Visto o modo como os sonhos refletem nosso estado mental, algum ritual que induza calma na hora de ir se deitar, como meditação ou yoga, por ser útil. Se mudarmos nosso estado de espírito antes de pegarmos no sono, provavelmente influenciaremos nossos sonhos.

Após uma vida inteira de pesadelos violentos frequentes invadindo sua vida em tudo o mais tranquila, Julia, por sugestão de um amigo, consultou-se com uma terapeuta para aprender algo chamado terapia de ensaio de imagens. O objetivo dessa técnica é atenuar o poder de um pesadelo reescrevendo-o. Sob a orientação de um profissional, essa terapia costuma consistir num processo de duas fases, constituído por quatro sessões de duas horas cada. As duas primeiras sessões investigam o impacto dos pesadelos no sono e o modo como eles podem se desenvolver até virar um comportamento aprendido. As duas sessões seguintes ensinam a usar as imagens diurnas e os ensaios para alterar de maneira fundamental o pesadelo e transformá-lo em outra coisa. Essa terapia pode soar como uma solução demasiado simples para algo tão profundo e penetrante quanto os pesadelos, mas essa abordagem foi pesquisada com rigor em estudos bem elaborados, que demonstraram benefícios bem depois de encerradas as sessões terapêuticas.

Para Julia, a terapia de ensaio de imagens exigia pensar num pesadelo recorrente que ela tivesse tido, modificar o enredo, transformando o conteúdo violento e apavorante em algo mais agradável, feliz até, e repetir essa história para si mesma enquanto estivesse acordada. O modo como desconstruímos os pesadelos na verdade lança luz sobre sua origem. Como todos os sonhos, os pesadelos são produtos da nossa imaginação – a mesma imaginação que está na sua origem pode ser usada para romper seu terrível feitiço. Podemos tratar seus arroubos loucos e obscuros com uma versão mais ensolarada da mesma história. Por meio dessa terapia de ensaio de imagens, enredos de outros sonhos mais amenos podem ser escritos ou visualizados e a pessoa pode incluir o máximo de detalhes específicos.

Julia decidiu experimentar essa técnica com um pesadelo recorrente particularmente perturbador. Como muitos outros, esse começava como um sonho normal. No início ela está caminhando com a melhor amiga por uma pitoresca cidadezinha do sul da Espanha. Então tudo muda para pior. Bombas começam a cair, causando caos, morte e destruição. Julia e a amiga correm apavoradas para tentar fugir, mas não conseguem encontrar uma saída. Usando a terapia do ensaio de imagens, Julia reescreveu o enredo desse pesadelo. Seguindo um conselho de sua terapeuta, ela acrescentou detalhes sensoriais como cheiro, tato e sabor. O sonho reimaginado começava igual, com uma caminhada por uma bela cidade espanhola, mas em vez de bombas caindo sobre o casario antigo, ela e a amiga começavam a fazer uma trilha nos arredores da cidade e iam se sentar num parque com aroma de flores e pontuado por lindas árvores seculares, onde sentiam o vento morno bater no rosto. Julia digitou a versão agradável do pesadelo, e passou a lê-la para si mesma todas as tardes durante uma ou duas semanas. Ao ler o que tinha escrito, ela visualizava em vívidos detalhes o sonho reescrito.

No início estava cética. Será que poderia mesmo existir uma solução tão simples para acalmar seus pesadelos? Para sua surpresa, a terapia funcionou.

Ela tentou usar esse método com outros pesadelos que a atormentavam. No do homem que a seguia por uma rua deserta à noite, ele não está mais querendo lhe fazer mal, mas sim tentando devolver um objeto perdido. Com os novos enredos, os pesadelos de Julia começavam da mesma forma, mas os finais eram modificados e transformados em outros, mais amenos ou agradáveis. Nos quatro anos desde que passou pela terapia do ensaio de imagens, Julia agora raramente tem pesadelos.

Em última instância, a origem do problema nunca ficou clara. Ela parecia levar uma vida em grande parte livre da ansiedade e do estresse que podem ocasionar pesadelos. Não relatou estar deprimida e tampouco mencionou algum trauma em sua vida, algo que pode causar pesadelos. Como veremos no Capítulo 5, pesadelos frequentes iniciados na idade adulta às vezes podem apontar para problemas de saúde mais sérios, mas esse não parecia ser o caso de Julia, cujos pesadelos tinham começado na infância. Talvez ela seja apenas uma daquelas pessoas para quem os pesadelos infantis simplesmente nunca vão embora, um processo cognitivo que fora intenso na juventude e nunca chegara a ser totalmente silenciado.

Os sonhos lúcidos também podem funcionar para quem sofre com pesadelos crônicos. Sonhos lúcidos ocorrem quando você sabe que está sonhando, mas segue dormindo (mais a respeito nos Capítulos 6 e 7). Em vez de reescrever o roteiro antecipadamente, quem tem sonhos lúcidos pode modificar os pesadelos no ato, enquanto estão acontecendo. Estudiosos de sonhos lúcidos constataram também que, embora nem todo mundo consiga alcançar a lucidez durante um pesadelo, de modo geral os participantes relataram menos pesadelos e sonhos menos assustadores. Talvez o simples fato de acreditar que os pesadelos possam ser superados já baste para modificá-los.

Uma ressalva importante: para lidar com pesadelos recorrentes do TEPT, os desafios são diferentes, pois esses sonhos não têm origem na imaginação do sonhador – como os de Julia –, mas sim num trauma. Os pesadelos de pessoas acometidas por TEPT são basicamente flashbacks no cérebro adormecido. Como se baseiam na realidade, os sonhos decorrentes de traumas podem ser mais perturbadores do que um típico pesadelo, e não podem deixar de ser levados a sério. Interromper esse padrão de pesadelos decorrentes do trauma tem se mostrado particularmente desafiador. Uma droga que atenua a resposta de medo e susto proporcionou uma abordagem mais ou menos bem-sucedida, mas o medicamento tem efeitos colaterais frequentes que incluem tontura, dor de cabeça, sonolência, fraqueza e náusea.

Barry Krakow, da Universidade do Novo México, decidiu averiguar se a terapia de ensaio de imagens poderia funcionar para aliviar os pesadelos recorrentes do TEPT da mesma forma que faz com aqueles que não são induzidos por esse transtorno.[6] Ele testou a técnica com um grupo de sobreviventes de agressão sexual que sofriam de TEPT moderado ou grave. Os participantes do estudo passavam por três sessões de três horas. Primeiro aprendiam que seus pesadelos, que no início podiam ter ajudado a processar emocionalmente o trauma, não estavam mais cumprindo nenhuma função útil. Então eram informados de que os pesadelos poderiam ser tratados da mesma forma que se trata um hábito ou comportamento aprendido. Por fim, escolhiam um único pesadelo, recebiam instruções para reescrevê-lo do modo que desejassem, e então o ensaiavam por cinco a vinte minutos diários imaginando o sonho revisado. Também eram instruídos a evitar falar sobre o trauma ou sobre o contexto de seus pesadelos. Krakow e sua equipe tornaram a entrar em contato com os participantes da pesquisa três meses e seis meses depois. Eles constataram que reescrever e em seguida ensaiar esses pesadelos alterados ajudava a reduzir a quantidade de pesadelos e a melhorar a qualidade do sono.

À primeira vista, os pesadelos não fazem sentido. São desagradáveis e não parecem ter nenhum valor para nossa vida desperta. Por mais perturbadores que sejam, porém, não são um erro de programação. Eles acontecem para todos nós na infância, e estão profundamente arraigados em nossa neuropsicologia. Eles aprimoram nossa mente jovem de um modo que a experiência vivida é simplesmente incapaz de fazer, ajudando-nos a nos definir como indivíduos, a nos separar das pessoas que nos rodeiam. Nesse sentido, os pesadelos ajudam a formar a mente. E, como veremos no capítulo a seguir sobre os sonhos eróticos, a mente também pode formar o cérebro.

3

Sonhos eróticos: A personificação do desejo

Os sonhos eróticos fazem parte da natureza humana. Você não conseguiria impedi-los mesmo se quisesse. A menopausa não acaba com os sonhos eróticos. Tampouco a castração química. Eles não dependem de você ser sexualmente ativo ou não, celibatário, casado ou solteiro. Os sonhos eróticos são universais.

Em estudos da população geral conduzidos mundo afora, os sonhos sexuais foram relatados por 90% dos britânicos, 87% dos alemães, 77% dos canadenses, 70% dos chineses, 68% dos japoneses e 66% dos americanos. Quando a questão era formulada de modo mais amplo para incluir todos os sonhos eróticos, não apenas os sexuais, as respostas saltavam para bem mais de 90%. Os pesadelos são o único outro tipo de sonho universal. Tanto os pesadelos quanto os sonhos eróticos têm um impacto enorme em nossa vida desperta, algo que indica que talvez seja essa mesmo a função.

Estima-se que um em cada 12 sonhos contenha imagens sexuais. Existe alguma divergência nos estudos, mas as imagens mais comuns dos sonhos eróticos parecem ser, nesta ordem: o beijo, o coito, o abraço sensual, o sexo oral e a masturbação. O fato de o beijo aparecer no topo da lista não deveria ser nenhuma surpresa se considerarmos que, ao mapear o córtex cerebral para identificar a região associada às diferentes sensações, o espaço dedicado à língua e aos lábios é desproporcionalmente grande.

Quer contenham beijos ou algo mais, os sonhos eróticos são difíceis de ignorar. Eles podem nos deixar corados de prazer ou tomados de ciúme. Muitas vezes são perturbadores. Mas o que significa ter um sonho sexual com um ex? E se seu parceiro ou parceira tiver um sonho erótico com outra pessoa? Alguma dessas coisas deveria causar preocupação? Esses sonhos revelam algo em relação a nossos verdadeiros desejos?

Sonhos eróticos são outra forma de imaginação

Se observarmos como o status de relacionamento afeta os sonhos eróticos, vemos que os homens solteiros têm uma frequência de sonhos eróticos maior em comparação com homens em relacionamentos estáveis. Por outro lado, mulheres relatam mais sonhos eróticos quando sentem saudade do parceiro ou parceira ou no auge de um caso de amor, ao passo que os homens não relatam nenhum aumento nos sonhos eróticos nessas situações. Mas existe um ponto em que a vida onírica de homens e de mulheres se alinha: quase todos somos infiéis em nossos sonhos.

Como deveríamos interpretar isso? Como somos criadores de nossos sonhos, nós escolhemos o elenco, o palco e a ação de nossas peças de teatro noturnas. Os sonhos que inventamos são nossas próprias produções sensuais. Será que um sonho em que traímos um parceiro ou parceira não seria um sinal de que temos a intenção de trair, ou no mínimo estamos abertos a essa ideia? Se não representa nossa libido sem filtros e sem freios, o que um sonho erótico poderia representar?

Para refletir sobre essa pergunta, precisamos examinar primeiro o que são e como são produzidos os sonhos eróticos. Como já vimos, todos os sonhos são produto da nossa imaginação e da Rede da Imaginação, uma história visual e emocional que não se submete às regras nem à lógica de nossa vida desperta. Quando sonhamos, a Rede Executiva está "ociosa" e a Rede da Imaginação está livre e desimpedida para encontrar associações e conexões frouxas em nossas lembranças e entre as pessoas de nossa vida. Olhar para as coisas de um jeito novo nos ajuda a entender melhor nossas experiências passadas e pode nos proporcionar uma compreensão mais clara do que esperar do futuro. O mesmo mindset desgovernado de nossos sonhos que nos permite explorar situações talvez inimaginadas ou inimagináveis na vigília pode também nos levar a pensar nas pessoas da nossa vida de maneiras surpreendentes, perturbadoras e até eróticas.

Como a Rede Executiva, que é responsável pela lógica, fica desligada durante o sonho, não temos como impedir esses arroubos eróticos fantasiosos antes de eles começarem, e eles são livres de julgamento... até mesmo do nosso próprio. Em sonho podemos imaginar encontros e situações sexuais que seriam tabus ou inconcebíveis em nossa vida desperta.

Relatos de sonhos compilados por pesquisadores revelam exatamente quão liberados somos em nossos sonhos. Os sonhos eróticos na maior parte das vezes não são uma recriação de nossa vida sexual desperta e, na verdade, se estivermos num relacionamento, a maioria dos sonhos eróticos sequer envolverá nosso parceiro ou parceira atual. Em nossos sonhos eróticos, nós temos, isso sim, uma inclinação muito maior para a bissexualidade e novas interações sexuais de modo geral.

Nos sonhos somos livres para ficar com qualquer um que quisermos. Considerando essa liberdade, quem desejamos em nossos sonhos? Talvez isso seja surpreendente, mas não invocamos o parceiro sexual ideal para participar de nossos sonhos eróticos. Não criamos um tipo de quimera idealizada, misturando características desejáveis até chegar ao ápice da fantasia onírica. O mais comum é imaginarmos alguém mais próximo, muitas vezes alguém prosaico ou mesmo repugnante saído de nossa vida desperta. Por isso os sonhos eróticos tendem a incluir pessoas conhecidas: ex-parceiros, chefes e colegas de trabalho, amigos e vizinhos, ou mesmo parentes quando somos mais jovens. Quatro em cada cinco sonhos eróticos são com alguém que a pessoa que está sonhando conhece bem, e esses encontros eróticos em geral ocorrem num lugar também conhecido.

Isso significa também que pesadelos sexuais não existem. Sonhar com um sexo estranho com pessoas esquisitas ou desagradáveis pode ser desconcertante, mas isso pode ser apenas a Rede da Imaginação explorando outro tipo de cognição sexual ou alguma dinâmica de poder encenada num contexto erótico.

É claro que os sonhos eróticos podem envolver também celebridades e outros personagens públicos ou históricos – graças a algo apelidado de neurônio Halle Berry. Diversas colaborações acadêmicas importantes entre neurocirurgiões e cientistas descobriram que temos neurônios específicos dedicados às pessoas e aos lugares mais familiares. Isso inclui parentes, a casa da nossa infância e pessoas e lugares famosos. Podemos ter um neurônio que se acende para a Ópera de Sydney ou para a Torre Eiffel, por exemplo. Da mesma forma, temos neurônios que se acendem para determinadas celebridades.

O professor Rodrigo Quian Quiroga, da Universidade de Leicester, na Inglaterra, fez essa surpreendente descoberta ao estudar pacientes inserindo eletrodos finos como fios de cabelo no córtex cerebral deles antes de uma cirurgia para tratar epilepsia.[1] Os eletrodos estavam ali para detectar impulsos elétricos. O cérebro em geral apresenta uma atividade elétrica constante, e a epilepsia perturba isso.

Pense na epilepsia como uma tempestade elétrica do cérebro, ondas cerebrais desgovernadas que sobrecarregam a atividade cerebral normal. Medicações costumam controlar a epilepsia, mas, caso sejam ineficientes, os pacientes podem optar pela cirurgia. Para que ela seja bem-sucedida, porém, precisamos localizar exatamente a origem das convulsões, algo que denominamos zona de início ictal, e como elas se alastram. O mapeamento do cérebro para determinar isso é feito ao longo de uma internação, que pode durar de dias a semanas, durante a qual as ondas cerebrais são monitoradas até ocorrer uma convulsão. Uma vez que saibamos onde começam as convulsões e como elas se movimentam pelo cérebro, podemos detê-las cirurgicamente por meio da dissecção do tecido cerebral no ponto exato de início das convulsões.

Nos pacientes que Quiroga estava estudando, os eletrodos intracranianos foram inseridos no ponto em que os médicos pensavam estar a origem das convulsões, nos lobos mediais temporais – situados logo acima e à frente da parte superior das orelhas, bem fundo, indo em direção ao centro do cérebro. Duas estruturas-chave relacionadas à memória – o hipocampo e a amígdala – estão situadas nos lobos mediais temporais.

Quiroga queria ver o que estava acontecendo no nível dos neurônios individuais. Usando os microeletrodos previamente inseridos e uma técnica chamada "registro de célula única", ele usou os impulsos dos eletrodos intracranianos para ver se neurônios específicos eram estimulados. Isso é mais ou menos como examinar uma onda isolada no oceano, em vez da maré como um todo. Registros anteriores de atividade de uma única célula feitos na Universidade da Califórnia em Los Angeles haviam demonstrado que neurônios específicos ativados eletricamente no lobo medial temporal eram capazes de diferenciar rostos de objetos inanimados e também expressões emocionais específicas, como felicidade, tristeza, raiva, surpresa, medo e nojo.

Usando o registro de célula única, Quiroga conseguiu demonstrar algo espantoso: neurônios específicos reagiam seletivamente a fotos de celebridades. Num paciente, um único neurônio reagiu a imagens da atriz americana Halle Berry, mas ignorou outras imagens de pessoas e lugares. O neurônio chegou a despertar com uma imagem dela fantasiada e outra vez com uma imagem contendo apenas seu nome. Em outro paciente, um único neurônio reagia a fotos de Jennifer Aniston ao mesmo tempo que ignorava outras pessoas, famosas ou não, assim como imagens de animais ou edifícios.

Essa reação a imagens de celebridades num nível celular no cérebro revela a desproporcional influência que "os famosos" têm em nossa vida. É fascinante. As celebridades literalmente fincaram raízes na nossa arquitetura neural. Nossa reação sugere que elas nos são tão conhecidas quanto amigos de longa data ou vizinhos. E como habitam um espaço físico que chega ao nível dos neurônios em nosso cérebro, é razoável concluir que os sonhos eróticos com celebridades entram na categoria sonhar com pessoas muito conhecidas.

Quer envolvam um vizinho ou uma celebridade, será que os sonhos eróticos têm algum significado? Caso tenham, o que eles estão nos dizendo?

No cerne dessa pergunta estão tanto a relação entre nossa persona do sonho e nosso verdadeiro eu, quanto a relação da paisagem onírica com nosso mundo desperto. Se os sonhos são um reflexo preciso de nossa vida desperta, e nosso eu do sonho é igual ao nosso eu da vigília, então o que quer que façamos em sonho é algo que faríamos – ou gostaríamos de fazer – acordados. Se fosse assim, se os sonhos não passassem de uma continuação de nossa vida cotidiana, então nossos relatos de sonhos e nossos registros num diário seriam indistinguíveis entre si.

Como sabemos, porém, isso não acontece. Então qual é a conexão entre nosso eu da vigília e nosso eu do sonho? E o que motiva nossos sonhos eróticos?

O que motiva os sonhos eróticos?

Pesquisadores passaram muito tempo tentando ligar os pontos entre o que fazemos despertos e o que poderia nos levar a ter um sonho erótico. Eles conduziram pesquisas perguntando sobre atividade sexual, querendo saber se as pessoas eram felizes em seu relacionamento amoroso, se tinham uma personalidade ciumenta, entre outros comportamentos e características pessoais da vida desperta. Chegaram a tentar provocar sonhos eróticos pedindo aos participantes do estudo que assistissem a vídeos pornôs antes de passarem a noite num laboratório do sono. Seus achados foram surpreendentes. Os sonhos eróticos não têm relação alguma com a quantidade de sexo que você faz, tampouco com o fato de você se masturbar ou não. Eles nem sequer têm a ver com o consumo de pornografia. O melhor fator para prever os sonhos eróticos é quanto de nossa vida desperta passamos devaneando sobre fantasias eróticas.

Reflita alguns instantes sobre quanto isso é provocador: o que alimenta nossos sonhos eróticos não é o que fazemos nas horas que passamos acordados, mas o que *pensamos*.

Mas por que os sonhos eróticos estariam ligados às fantasias sexuais diurnas, e não ao comportamento sexual real? Ao pensar sobre isso, é importante lembrar do motor criativo por trás de nossas narrativas oníricas: a Rede da Imaginação. Se nossa imaginação é mais ativa quando estamos acordados, se temos uma propensão maior ao devaneio, temos uma probabilidade maior de ter sonhos criativos. Nessa mesma linha de raciocínio, se nossa imaginação erótica é mais ativa quando estamos acordados, é possível que nos tornemos mais propensos a ter sonhos eróticos à noite.

No entanto, existe uma diferença muito importante entre fantasias diurnas e sonhos eróticos. Quando fantasiamos durante o dia, esses pensamentos eróticos são refreados pela Rede Executiva, que restringe os desejos sexuais. Essa influência moderadora sobre nossa imaginação erótica quando estamos acordados desaparece quando sonhamos, o que permite aos sonhos eróticos serem altamente criativos e exploratórios.

Se nossas fantasias diurnas são visões de um desfecho sexual desejado, ainda que improvável, os sonhos eróticos são mais como experimentos mentais libidinosos. Em sonho, nós podemos trocar de gênero ou nos tornar bissexuais, mesmo que isso jamais nos passe pela cabeça durante o dia ou em nossas fantasias mais loucas. Esse não é necessariamente um sinal dos tais desejos latentes sobre os quais Sigmund Freud escreveu, mas poderia ser uma espécie de plataforma cognitiva na qual a fluidez e a criatividade sexual evoluíram para proporcionar vantagens à nossa espécie. Como já vimos, esses tipo de "carta branca" em nossos sonhos poderia nos ajudar, como espécie, a nos tornar mais adaptáveis quando o inesperado acontece, como no caso de acontecimentos imprevisíveis e catastróficos de grande impacto que exigem criatividade e resiliência para a sobrevivência. Nossos sonhos eróticos altamente criativos e repletos de aventura trazem plasticidade ao nosso desejo e nos preparam para procriarmos sempre. Se metade da tribo fosse dizimada por doenças ou morta, sonhos eróticos como esses poderiam ter preparado nossos antepassados para novos enlaces e relacionamentos dentro da mesma comunidade. Isso também pode ajudar a explicar por que os sonhos eróticos tendem a não olhar para fora "da tribo" e a se manter mais perto de casa. Os personagens de nossos sonhos eróticos raramente são inventivos, mas as interações com frequência são.

Dessa forma, os sonhos eróticos são mais do que nossos verdadeiros desejos: eles são a personificação do desejo em si. Por meio de uma ampla gama de impulsos sexuais, os sonhos eróticos nos preparam para a exploração sexual e para a plasticidade da atração. Isso faz sentido se nos lembrarmos que o imperativo biológico fundamental da vida é sobreviver pelo menos por tempo suficiente para procriar.

Os sonhos eróticos antecedem o comportamento erótico

Aos 12 anos, no sétimo ano da escola, Izzy começou a escrever um diário de sonhos e a ter sonhos sexuais e românticos com uma celebridade. Até os 22 anos, ela relatou nesse diário mais de 4.300 sonhos, e doou esse material para um repositório de sonhos e pesquisas sobre sonhos na internet chamado DreamBank.[2] Além de sonhos ocasionais com familiares, o diário de Izzy detalha uma longa sucessão de sonhos baseados em paixonites por colegas de escola ou atores. Num deles, que teve aos 13 anos, ela é um menino transando com uma de suas amigas. Aos 17, ela sonhou que trocava intimidades com um homem como parte da cena de um filme.

O interessante é que Izzy contou aos pesquisadores que não se envolveu em nenhuma atividade sexual até os 25 anos. Por que ela teria sonhos eróticos antes da experiência em si? Será que os seus sonhos eróticos poderiam ser a deixa cognitiva para remoldar seu cérebro antes da atividade sexual?

Para responder a essas perguntas, deveríamos primeiro saber a diferença entre cérebro e mente. Quando falo em cérebro, estou me referindo à estrutura física: os diversos lobos que compõem nossos dois quilos de carne pensante. A mente é outra coisa. A mente se refere àquilo que surge a partir da estrutura física do cérebro – o que inclui as conexões e a coordenação entre os lobos, o modo como os neurônios se ativam, e assim por diante. É como se o cérebro fosse o mapa de uma cidade, com ruas, edifícios, rede elétrica e túneis de metrô. E a mente fosse o movimento das pessoas e veículos dedicados às diferentes atividades das quais a vida é feita. Ou, pensando num computador, é como se o cérebro físico fosse o hardware e a mente, o software. Só que, ao contrário de um computador, no qual o software é criado externamente e colocado no disco rígido, no caso da mente e do cérebro os dois estão entrelaçados e são inseparáveis. O cérebro cria a mente, mas a mente também pode alterar o cérebro que lhe deu origem. Existe uma relação de reciprocidade. A mente ao mesmo tempo molda o cérebro e é criada por ele.

Dada essa relação, talvez os sonhos eróticos não apenas revelem o que estamos vivenciando, mas também nos motivem em direção ao que *precisamos* vivenciar. Exploremos isso mais a fundo.

Ao nascer, nosso cérebro é um kit básico iniciante, uma obra em andamento que demanda experiência e aprendizado para se desenvolver. Nós nascemos com mais neurônios do que temos na idade adulta, e mantemos apenas os que são úteis. A experiência vai podando as células cerebrais que permanecem inativas, ao mesmo tempo que expande as conexões entre os neurônios que nós de fato usamos. Se uma criança fizer aulas de piano, o cérebro vai mudar nas áreas relacionadas a tocar um instrumento, principalmente o sistema motor cortical, mas também no sistema auditivo e no corpo caloso, que conecta as duas metades do cérebro. Em outras palavras: as partes do cérebro que são usadas prosperam, enquanto outras atrofiam. A regra geral é: o que você não usa, você perde.

Em nosso cérebro, cada um dos cinco sentidos tem sua respectiva região situada na fina camada externa do tecido neural chamada córtex. A audição fica no córtex auditivo, o paladar no córtex gustativo, o olfato na região olfativa, a visão no córtex occipital, e para o tato existe o córtex sensorial. Mas nós também desenvolvemos outro tipo de sensação a partir de uma região menos conhecida do cérebro, que aflora na adolescência: o córtex genital. Ele é uma extensão do córtex sensorial, que consiste numa série de sulcos cerebrais ondulados que vai do alto das orelhas até o topo da cabeça.

O córtex genital é a representação sensorial e o mapa de nossos órgãos sexuais na superfície do cérebro. Ele tem um endereço específico em cada um de nós, é idêntico em homens e mulheres, e pode ser detectado de modo consistente no nosso mapa topográfico cerebral. Quando se trata de quão sexualmente excitados podemos ficar, acredito que todos nascem iguais.

O mais leve impulso elétrico em determinado ponto do córtex genital pode desencadear pensamentos sexuais. Por exemplo, um paciente cujo cérebro foi mapeado por meio de estímulos elétricos no córtex genital e em suas regiões adjacentes afirmou, na presença de vários pesquisadores: "Isso aí foi bem gostoso; meio erótico. Não sei explicar."

Como mostraram estudos recentes, não são apenas os genitais que conseguem enviar sinais para o córtex genital. Existem muitas outras zonas potencialmente erógenas: mamilos, peito, partes das costas, coxas, até mesmo os dedos do pé. Assim, um nome mais adequado para esse córtex poderia ser "córtex erógeno" ou "córtex erótico", o que deixaria a porta aberta para a chegada de toda e qualquer sensualidade, advinda de qualquer toque, em qualquer lugar, com base na intenção e na percepção.

Essa sequência incomum de acontecimentos no desenvolvimento cerebral – sonhos sexuais, seguidos, no cérebro, pela expansão de uma região que permite ao tato se tornar erótico, tudo isso antes de colocarmos a sexualidade em prática – é altamente sugestiva de que na verdade a mente talvez crie e aprimore o cérebro. Somos cada vez mais capazes de demonstrar que nossos pensamentos e emoções podem, em alguns casos, moldar nosso cérebro por meio de um processo chamado mielinização dependente de atividade.

Quando pensamos repetidamente de uma certa forma, ou quando nos comportamos habitualmente de uma determinada maneira, esses circuitos neurais de nosso cérebro tentam se tornar mais eficientes envolvendo as extensões neuronais, chamadas axônios, numa camada isolante chamada mielina; pense nas capas de borracha que revestem a fiação da sua casa. A mielina é composta por um tipo de gordura específico, o ômega-3, uma "gordura benéfica", que permite à corrente elétrica se mover mais rápido e se espalhar mais depressa. A mielinização dependente de atividade é um processo fundamental por meio do qual a mente é capaz de alterar a própria estrutura a partir da qual nasce.

Com base na sequência dos acontecimentos – sonhos eróticos primeiro, seguidos pela chegada do tato sexual –, uma hipótese elegante seria a de que os sonhos eróticos moldam o cérebro promovendo a criação do córtex genital na pré-adolescência. Uma vez formado o córtex genital, o tato erógeno se torna possível. E, com a possibilidade do erotismo, uma enxurrada de hormônios ativa a maturação sexual de nosso corpo.

O cérebro é nosso órgão sexual mais potente

É inegável que os sonhos eróticos são profundamente prazerosos. Um estudo com universitários chineses[3] recebeu uma resposta positiva avassaladora para as seguintes afirmações:

- Eu às vezes gostaria de mergulhar num sonho sexual e nunca mais acordar.
- Sinto-me uma pessoa de sorte por ter sonhos sexuais.
- Fico triste quando acordo de um sonho sexual e descubro que foi apenas um sonho.
- Depois de acordar de um sonho sexual, tento continuá-lo na minha imaginação.

Como pode o sexo imaginado ser tão carregado de emoção e libido? Afinal, trata-se de acontecimentos solitários e imaginados, fora do nosso controle consciente. Parece pouco plausível que possam significar tanto para nós, mas significam.

Talvez só exista uma resposta possível: os sonhos eróticos têm esse tipo de poder porque o cérebro é nosso órgão sexual mais potente.

Sonhos eróticos fazem mais do que refletir ou liberar nossas emoções, nossa imaginação e nossa libido. Eles podem proporcionar o mesmo prazer intenso do sexo de verdade. Eu poderia argumentar que, sob alguns aspectos, são até melhores do que a coisa em si. Consideremos a neuroanatomia do sonho erótico.

Em primeiro lugar, contudo, um esclarecimento: tanto homens quanto mulheres se excitam sexualmente ao dormir. A excitação física durante o sono não está vinculada aos sonhos em si. É possível o corpo se excitar mesmo quando a mente não está excitada. Até bebês apresentam ingurgitamento anatômico durante o sono. Ninguém sabe ao certo por quê.

Nos sonhos eróticos, o cérebro não recebe nenhum sinal de estar tocando ou sendo tocado. Os sonhos eróticos acontecem apenas no cérebro. Mesmo assim, mais de dois terços dos homens e mais de um terço das mulheres afirmam já terem tido orgasmos como simples consequência de um sonho.

O que acontece em nossa mente adormecida que confere aos sonhos eróticos sua potência sexual? Para chegar à resposta, precisamos virar a pergunta de cabeça para baixo. O que acontece no cérebro durante o ato físico do sexo?

A atividade sensual e sexual mobiliza cada fibra neural de nosso sistema nervoso: o sistema nervoso central, composto por cérebro e medula espinhal; o sistema nervoso periférico, ou seja, os nervos que saem da medula e chegam a cada milímetro da nossa pele; e o sistema nervoso autônomo.

O sistema nervoso autônomo é muitas vezes chamado de "automático", uma vez que funciona sem depender de nossas intenções conscientes. Ele inclui nossas vísceras, ou seja, pulmões, abdômen e pelve, e contém tanto nervos simpáticos – capazes de desencadear a reação de luta ou fuga e de inundar nossos tecidos com adrenalina, acelerando nossa frequência cardíaca e pausando o sistema digestivo – quanto os parassimpáticos, que fazem nosso coração e nosso intestino voltarem ao normal. Trata-se do contraponto de descanso e relaxamento à resposta de luta ou fuga. A distribuição do sistema autônomo ocorre principalmente em nosso *core*: barriga, peito e pelve. Talvez por isso o orgasmo proporcione uma sensação tão visceral, expansiva e profunda.

Todos os três sistemas nervosos – periférico, simpático e parassimpático – enviam sinais para o cérebro durante o sexo. Mais importante ainda:

o cérebro os interpreta. Pense num simples toque. Você pode ser tocado no mesmo lugar, com a mesma pressão e da mesma forma, e seu cérebro pode descartar isso como algo insignificante ou então interpretá-lo como um arrepio ou uma carícia. Pouco importa onde ele acontece: o toque pode se tornar erótico em qualquer lugar do corpo. Apenas o cérebro determina a relevância sexual, fazendo-nos (ou não) sentir atração, acelerando (ou não) nossa respiração e causando (ou não) excitação.

Durante o sexo, o tálamo em formato de ovo localizado no centro mais profundo do cérebro transmite sinais sexuais advindos dos nervos periféricos através da medula. O córtex pré-frontal medial, parte mais nova da Rede da Imaginação que participa da cognição e da elaboração de histórias, categoriza esses estímulos eróticos e os libera com suas proezas imaginativas acrescentando fantasia à experiência. A amígdala, responsável por nossa reação de medo instintiva, também confere significado emocional a qualquer experiência, inclusive ao sexo.

Agora voltemos ao sonho erótico. Nele, o corpo permanece em silêncio. Os sistemas nervosos periférico e autônomo não estão enviando sinais para o cérebro. Lembre-se: durante nossos sonhos mais vívidos, o sistema nervoso autônomo permanece acessível, mas a musculatura responsável pelos movimentos coordenados fica basicamente paralisada do pescoço para baixo. O cérebro não reage a nenhum dos sinais do corpo, mas age a partir da própria imaginação. Não há nada a interpretar. Nós pensamos no corpo e no cérebro como extensões um do outro e, sob muitos aspectos, de fato é assim. Mas no sonho o cérebro pode agir de modo autônomo, e em grande parte é isso que faz.

Como nos mostram os sonhos eróticos, o cérebro absolutamente não precisa do restante do corpo. Mesmo sem sinais corporais, ele consegue criar o próprio palco, seus personagens e a ação. A mente é sua própria zona erógena, e os sonhos podem se entregar aos prazeres da carne sem qualquer outra carne que não o cérebro em si. Esse é mais um exemplo da cognição independente de estímulos.

Se tudo isso estiver soando impossível, pense nos outros aspectos de como apreendemos e respondemos ao mundo. Considere, por exemplo, a visão. Quando estamos despertos, nós absorvemos o mundo visual com os olhos. O cristalino e a córnea trabalham juntos para focar a luz na retina no fundo do olho, e os objetos são refletidos no fundo do olho. A esquerda é a direita, e a direita é a esquerda. A perspectiva de cada olho também é ligeiramente diferente, algo que você pode constatar ao fechar alternadamente um olho e depois outro. Essas duas perspectivas espelhadas e ligeiramente diferentes são processadas no cérebro pelo córtex visual até formarem uma imagem única e nítida do mundo. Sem o cérebro nós não conseguimos enxergar.

Os sonhos eróticos são bem parecidos. Sem nenhum sinal sensorial, o cérebro cria e percebe um prazer de corpo inteiro. O sexo e outros prazeres eróticos que vivenciamos em sonho não são sentidos de forma diferente, porque para o cérebro não há diferença. Ele não tem orgasmos de verdade ou de mentira; para o cérebro todos são reais. Além disso, como o nível de ativação do sistema emocional e límbico durante o sonho pode ultrapassar os níveis que alcançamos na vida desperta, é razoável concluir que um orgasmo onírico pode nos levar a píncaros emocionais inatingíveis para o sexo na vigília.

O que os sonhos eróticos revelam sobre nossos relacionamentos

Com base na neurociência e nos diários de sonhos, é improvável que sonhar com infidelidade seja um sinal de que desejamos ser infiéis. Há uma probabilidade muito maior de ser apenas a Rede da Imaginação em ação. Trair um parceiro ou parceira em sonho pode ser somente um sinal de curiosidade e de excitação sexual normais, não um desejo de pular a cerca.

Tampouco os sonhos nos quais exploramos uma orientação sexual diferente são sinal de algum desejo secreto ou reprimido. Eles também parecem ser fruto da interação entre curiosidade, libido e imaginação, ou então a maneira como o nosso cérebro prepara a espécie para a procriação.

Mesmo assim, os sonhos eróticos têm muito a nos dizer tanto sobre a saúde de nossos relacionamentos amorosos quanto sobre nosso sucesso em superar nossos ex, só que talvez não da forma como poderíamos imaginar. Os sonhos eróticos podem causar sentimentos intensos de desejo, ciúme, amor, tristeza ou alegria, fortes o suficiente para afetar o que sentimos por nosso parceiro ou parceira no dia seguinte. Assim como as sensações do sonho, o cérebro percebe as emoções como reais. Pesquisadores constataram que o conflito com um par romântico num sonho tende a resultar em conflito no dia seguinte.

Em relacionamentos pouco saudáveis, sonhos de infidelidade estão associados a uma diminuição dos sentimentos de amor e intimidade nos dias que se seguem. Preciso enfatizar que a diminuição dos sentimentos de amor e intimidade só ocorreram em relacionamentos pouco saudáveis, e não nos saudáveis. Nos saudáveis, sonhos de infidelidade não têm praticamente efeito algum.

O modo como nos sentimos em relação a um parceiro quando estamos acordados também pode afetar nossos sonhos. Sentimentos de ciúme durante o dia podem produzir sonhos de infidelidade, que por sua vez afetam o comportamento de quem sonha em relação ao parceiro. Nesses casos, os sonhos e a realidade parecem alimentar um ao outro num ciclo de negatividade.

Um questionário preenchido por alunos de graduação[4] constatou que eles tinham uma probabilidade maior de serem infiéis em sonho caso sentissem ciúme romântico do parceiro ou parceira, e consequentemente uma probabilidade menor de ter intimidade no dia seguinte. Eles também tinham uma probabilidade maior de sonhar que seu par os traía caso ocorressem infidelidades na vida real. Com base na pesquisa, é provável que as emoções negativas de um sonho erótico com um parceiro possam funcionar como um sinal importante de como você se sente em relação a essa pessoa. As emoções associadas aos sonhos eróticos são bem mais importantes do que a narrativa onírica em si. Devido à hiperativação das estruturas de nosso sistema límbico, que controla as emoções, isso vale para os sonhos de modo geral, e proporciona um dos pontos-chave para desvendar o significado de seus sonhos (falaremos mais a respeito no Capítulo 9).

Em última instância, será que ter um sonho erótico com um parceiro ou parceira atual é um bom sinal? A resposta parece ser que depende. Se o relacionamento estiver indo bem, ter um sonho sexual com a pessoa tem a probabilidade de gerar mais intimidade no dia seguinte. Se as coisas não estiverem indo bem, sonhos sexuais estão associados a menos intimidade no dia seguinte. Não se sabe exatamente por que isso acontece, embora talvez seja porque a dissonância entre o sonho erótico e o relacionamento problemático produza um sentimento maior de insatisfação.

Se você ou seu par romântico sonharem que estão traindo, isso não é um sinal dos desejos verdadeiros de ninguém. Embora você possa acordar desestabilizado ou abalado, lembre-se: os sonhos são feitos para nos fazer pensar de maneira divergente, inclusive em relação a nossa vida sexual. Embora relacionamentos saudáveis pareçam de fato atenuar os efeitos negativos dos sonhos de infidelidade, o que conta mesmo não é a narrativa do nosso sonho erótico nem a de nosso parceiro, mas sim como nós reagimos a esses sonhos.

Os sonhos eróticos podem nos oferecer pistas não só sobre nosso relacionamento atual, mas sobre nossos antigos relacionamentos também. Ex-parceiros podem aparecer e com frequência aparecem em sonho muito depois de terem deixado de fazer parte da nossa vida. Vinte anos após se divorciar, uma colaboradora do DreamBank chamada Barb Sanders sonhava com o ex-marido cerca de 5% do tempo.[5] Embora sonhos com o parceiro ou parceira atual muitas vezes incluam fazer algo juntos, sonhos com ex-parceiros têm uma probabilidade maior de serem eróticos. Você pode se sentir tentado a concluir que isso significa saudades do antigo par romântico. Porém, com base em vários estudos, podemos dizer que na verdade é o contrário. Esses sonhos parecem nos ajudar a superar nossos ex.

Ao considerar o que significa ter sonhos eróticos com ex-parceiros, vale a pena afirmar mais uma vez que a reação emocional provocada pelos sonhos é tão ou talvez mais importante do que a ação ocorrida no sonho. Os sonhos, até mesmo os eróticos, talvez sejam apenas uma forma de processar as emoções de um término. Entrarei em maiores detalhes sobre isso no Capítulo 5.

Quando consideramos os sonhos eróticos, não podemos esquecer que os sonhos de modo geral têm uma forte tendência a serem emocionais, sociais, visuais e irracionais. Eles são a Rede da Imaginação olhando muito além do normal ou do aceitável. E embora os enredos dos sonhos eróticos sejam com frequência improváveis ou mesmo indesejáveis, as emoções por trás deles podem oferecer pistas importantes sobre o estado de um relacionamento do presente ou do passado.

Deixando um pouco de lado o aspecto relacional e considerando o aspecto biológico, nosso cérebro se desenvolveu para ser altamente sensível ao pensamento erótico. Fantasias, sonhos eróticos e em última instância a sexualidade surgiram a partir do impulso essencial de procriar. Só que florescem para muito além do ato sexual e exploram as profundezas da emoção, da excitação e do desejo que apenas nossa mente pode produzir.

4

Sonhos e criatividade: Como os sonhos liberam o poder criativo em nós

Uma paciente que chamarei de Anna certa vez me procurou porque um médico tinha lhe dito que ela estava com "água no cérebro". Era uma forma interessante – e nada precisa – de se referir ao que estava acontecendo. O líquido cefalorraquidiano não fica imóvel no cérebro. Ele preenche, circunda e se origina dentro de nosso cérebro, em grandes câmaras semelhantes a cavernas submarinas chamadas ventrículos.

Muita gente acredita, equivocadamente, que o cérebro é uma massa sólida de tecido cerebral. Mas isso não é verdade. Nós temos quatro grandes ventrículos cerebrais e estruturas estreitas semelhantes a túneis que os interligam, denominadas forames. São esses ventrículos que fabricam o líquido cefalorraquidiano. Esse fluido cerebral à primeira vista inerte na verdade está repleto de formas de vida invisíveis: íons, substâncias químicas, proteínas e neurotransmissores que são, de certa forma, a sopa primordial da nossa mente. Ele nutre, purifica e serve como um anteparo amortecedor vital. Se o cérebro apenas tocasse a superfície interna óssea do crânio, isso já seria suficiente para danificar o delicado tecido eletrificado.

O líquido cefalorraquidiano deve ser fabricado e drenado do cérebro em igual medida, de modo que o volume total se mantenha estável. Só que às vezes o líquido não consegue escapar na quantidade exata em que é fabricado, e o excesso fica preso dentro do crânio rígido. Quando Anna descreveu sua condição, ela na verdade estava se referindo a um acúmulo isolado, basicamente uma bolha cheia de líquido, que havia se formado e se expandido lentamente no fino espaço entre a parte interna do seu crânio e a superfície do cérebro. Durante anos, umas poucas gotas iam se acumulando a cada poucos meses, até a bolha alcançar o tamanho de um pêssego. O que Anna tinha era um cisto aracnoide, assim chamado porque consiste numa bolha formada por uma membrana translúcida feita de células diáfanas e iridescentes que lhe conferem um aspecto semelhante ao de uma teia de aranha. O cisto aracnoide e o cérebro estavam competindo pelo mesmo espaço. Consequentemente, o conteúdo do seu crânio estava ficando imprensado.

Gota a gota, o cisto foi se enchendo e se expandindo. Como o crânio de Anna não podia estufar, seu cérebro foi obrigado a acomodar o cisto que crescia lentamente. O cisto começou a causar dores de cabeça cada vez mais fortes à medida que penetrava vagarosamente no cérebro de Anna, logo atrás da parte superior e externa de sua testa, acima do olho direito. É exatamente aí que se pode encontrar uma parte pequena porém extraordinariamente crucial do cérebro chamada córtex pré-frontal dorsolateral (dPFC). É essa parte do córtex que gerencia a Rede Executiva. A pressão no dPFC não incapacitava a função executiva de Anna, mas a deixava atordoada e diminuía seu ritmo, resultando numa mudança surpreendente.

Anna sempre quisera ser roteirista e contadora de histórias, mas nunca conseguira criar personagens interessantes ou histórias repletas de nuances. Isso tinha lhe causado frustração e uma decepção profunda. No entanto, à medida que o cisto no cérebro crescia, ela passou a sentir uma ânsia quase insaciável de escrever, o que deve ter parecido o contrário de um bloqueio criativo. Antes do cisto, escrever parecia algo forçado. Agora era como uma compulsão, e ela ficava ansiosa se não pusesse as palavras para fora.

Durante a nossa conversa, entendi o que estava acontecendo em seu cérebro quando ela disse que o "volume" de personagens e narrativas novas tinha simplesmente explodido dentro da sua cabeça: o cisto aracnoide de Anna tinha liberado a sua criatividade.

Como os sonhos nos tornam mais criativos

O que o cisto estava fazendo com o cérebro de Anna é bem parecido com o que acontece automaticamente ao sonharmos. Como vimos nos capítulos anteriores, a Rede da Imaginação conduz o cérebro que sonha em direção à exploração de relacionamentos sociais e emoções de um modo que é impossível quando estamos voltados para a realização de uma tarefa. Esse tipo de pensamento livre, focado na emoção e no drama interpessoal, também está no centro da escrita criativa. O cisto aracnoide de Anna enfraquecia sua Rede Executiva enquanto ela estava desperta, diminuindo as restrições da ordem e da razão e dando à sua mente criativa espaço para abrir as asas. Assim, durante suas horas de vigília, ela conseguia pensar e criar da mesma maneira que a maioria de nós faz ao sonhar.

A Rede da Imaginação facilita o superpoder do sonho, identificando e avaliando associações mais tênues em nossa memória e ligando os pontos de maneiras novas, inesperadas e muitas vezes sem a menor lógica. Essas associações ficam propositalmente enfraquecidas durante o dia, pois representam as possibilidades mais remotas, os cenários improváveis, os acontecimentos nada plausíveis com os quais não vale a pena perder tempo. Se a criatividade e a excentricidade caminham de mãos dadas, os sonhos nos oferecem excentricidade, por mais sem graça e enfadonhos que sejamos durante o dia. À noite, as associações improváveis encenadas em nossos sonhos podem trazer à tona uma pepita de ouro enterrada lá no fundo da lama. Talvez a solução inesperada para um problema com o qual estamos tendo dificuldade, ou quem sabe uma nova sacada sobre um colega de trabalho ou interesse amoroso.

O processo criativo se assemelha muito ao sonho. Pensar criativamente significa abordar problemas de maneiras inéditas, ver o mundo sob pontos de vista novos, encontrar conexões que ainda não tínhamos reparado e inventar soluções que antes nos escapavam. Os pesquisadores chamam isso de pensamento divergente, e o consideram uma das chaves da criatividade. É claro que pensamento divergente não é sinônimo de criatividade. Pensar de maneira diferente não leva necessariamente a uma solução criativa ou a uma ideia brilhante. Mas o pensamento divergente é, por definição, anticonvencional. A alternativa, o pensamento convergente, tem o foco de encontrar a única solução correta para um problema. O pensamento convergente pode ser bom para consertar um carro, mas não para projetar um.

Agora vejamos novamente como o cérebro aborda um problema. Se estivermos dedicados a um pensamento voltado para algum objetivo, concentrados num tema específico ou trabalhando numa determinada tarefa, a Rede Executiva é quem comanda o show. Se fizermos uma pausa, a Rede da Imaginação volta nossa atenção para dentro e permite que nossa mente vagueie sem propósito, igualzinho ao que ela faz nos sonhos. Podemos estar debaixo do chuveiro, dobrando a roupa lavada, percorrendo um caminho conhecido ou dirigindo num longo trecho de estrada monótona. Quando não estamos ativamente dedicados a uma tarefa, nossa mente fica livre para vagar.

Não precisamos pensar em deixar nossa mente vagar. Na verdade, isso é algo que acontece naturalmente quando não estamos entretidos com uma tarefa, e acredita-se que ocupe quase metade da nossa vida desperta. Sem qualquer foco específico, esse em geral é o momento em que as ideias criativas surgem. O devaneio favorece aqueles momentos de "eureca", sacadas inesperadas ou respostas para perguntas que nem sequer formulamos. Agora que vivemos olhando constantemente para o celular, os momentos do dia em que isso se torna possível estão se tornando cada vez mais raros. (Considere isso um convite aberto para passar uma parte de cada dia sem fazer absolutamente nada.)

As sacadas que podem surgir quando nossa Rede da Imaginação é ativada são diferentes da resolução lógica de problemas. Como a parte lógica do cérebro, a Rede Executiva, fica desligada quando sonhamos, os sonhos não oferecem a solução direta para um problema de matemática e tampouco têm grandes chances de solucionar charadas. Mas como são altamente visuais, quando *dão* a solução de um problema, isso com frequência ocorre de maneira visual.

Na década de 1970, William Dement, um pioneiro das pesquisas sobre sono, deu a 500 alunos de graduação problemas do tipo "desafios cerebrais", aos quais eles deveriam dedicar exatos 15 minutos antes de ir dormir.[1] Ele então lhes pedia que registrassem seus sonhos. De 1.148 tentativas, apenas 94 sonhos tiveram a ver com os problemas, e apenas sete participantes relataram sonhos que de fato solucionaram os problemas. Porém esses sonhos que de fato venciam as probabilidades e solucionavam o desafio apresentavam uma solução visual.

Num desses desafios, Dement disse aos universitários que as letras O, T, T, F, F formavam o início de uma sequência infinita e lhes pediu que encontrassem uma regra simples que determinasse alguma ou todas as letras subsequentes. Um de seus alunos relatou um sonho em que ele estava percorrendo a galeria de um museu. Ele começava a contar os quadros. O sexto e o sétimo quadro tinham sido arrancados da moldura. Ele ficava encarando as molduras vazias com a sensação de estar prestes a solucionar a charada. Foi então que percebeu que o sexto e o sétimo espaço eram a resposta. A sequência era a primeira letra de cada número em inglês: *One*, um, *Two*, dois, *Three*, três, e assim por diante. Os números seguintes na sequência eram o seis e o sete, *Six* e *Seven*, ou seja: a resposta para as duas letras seguintes era S. Em outro desafio cerebral, perguntava-se aos alunos que palavra representava a seguinte sequência: HIJKLMNO. A resposta era *H to O*, ou seja: "H_2O", água. Um dos alunos ficava sonhando com água, mas achava que a resposta fosse "alfabeto", o que acabou mostrando que às vezes nossa mente sonhadora é mais inteligente do que nossa mente desperta.

Em última instância, o ponto forte dos sonhos não é serem capazes de solucionar desafios de lógica como esses, mas sim o pensamento divergente, em especial quando pode ser representado de forma visual. Talvez ninguém tenha estudado mais os sonhos e a criatividade do que a psicóloga de Harvard Deirdre Barrett. Segundo ela, os sonhos podem nos libertar de uma ideia preconcebida de que a solução para um problema precisa ocorrer de uma determinada maneira. Em vez disso, sonhar nos permite explorar ideias extravagantes que não levaríamos a sério quando despertos, uma inspiração que conduziu a muitas sacadas reveladoras. Os sonhos já levaram à descoberta da tabela periódica de elementos, da estrutura em dupla hélice do DNA e da máquina de costura, para citar apenas uns poucos exemplos.

No início do século XX, o farmacologista Otto Loewi acreditava que a principal forma de comunicação entre as células nervosas fosse ao mesmo tempo química e elétrica, mas ainda não tinha provado essa hipótese. Dezessete anos depois, ele teve um sonho, acordou no meio da noite e rabiscou um desenho num pedacinho de papel. Pela manhã, olhou para o que tinha anotado, mas não conseguiu decifrar os próprios garranchos. Na noite seguinte, a ideia voltou. Era o modelo de um experimento. "Eu me levantei, fui imediatamente para o laboratório e executei um único experimento num coração de sapo seguindo o modelo do sonho", recordou Loewi. Em 1938, Loewi ganhou o Nobel de medicina por seu trabalho sobre a transmissão química dos impulsos nervosos. Esse foi o primeiro indício de que os nervos se comunicam uns com os outros por meio de substâncias químicas – aquilo que hoje em dia chamamos de neurotransmissores.

O pensamento divergente também pode nos ajudar a ter um novo olhar sobre nossas interações sociais. Como o centro de uma narrativa é o relacionamento interpessoal, não deveria ser nenhuma surpresa que, ao compararem profissionais criativos da indústria do cinema com sonhadores "comuns", os pesquisadores tenham concluído que as pessoas com cargos criativos tinham uma probabilidade maior de recordar os próprios sonhos e lhes atribuir significado. E os sonhos em si também já serviram frequentemente de inspiração para diretores de cinema, que filmaram cenas surgidas pela primeira vez em sonhos.

Mais do que seu poder de inspirar, será possível que a própria natureza dos sonhos, com seus deslocamentos rápidos de tempo, espaço e personagens, também tenha servido de inspiração para a estrutura das histórias dos livros e filmes? Talvez nós aceitemos os flashbacks e os saltos de um lugar para outro e de um personagem para outro por já termos todos experimentado essa forma de narrativa em sonho. Talvez os sonhos não apenas conduzam à criatividade, mas ofereçam a forma para a criatividade em si.

Ideias inteligentes + Ação = Criatividade

No século XIX, a estrutura do benzeno era um enigma para os cientistas. Para saber por quê, primeiro é preciso entender que o carbono em geral forma quatro ligações. Por exemplo, um carbono solitário pode se ligar a quatro moléculas de hidrogênio para formar o metano. Mas o benzeno contrariava essas expectativas, pois tem seis átomos de carbono e apenas seis de hidrogênio. Se o que os químicos sabiam sobre o benzeno estivesse correto, ele deveria conter no mínimo o dobro de átomos de hidrogênio.

A resposta passou anos se esquivando dos químicos, até o alemão August Kekulé encontrar a resposta... em sonho. Kekulé sonhou com uma cobra que devorava o próprio rabo, e isso o conduziu à solução: o benzeno é um anel hexagonal. Nessa configuração os átomos de carbono se ligavam uns aos outros, precisando portanto de menos hidrogênios para a molécula ficar completa e estável. Uma vez conhecida a estrutura do benzeno, os químicos puderam passar a usá-la como modelo para fabricar desde tintas e essência de baunilha até o analgésico ibuprofeno. O sonho de Kekulé não ofereceu a resposta diretamente, mas lhe deu uma pista visual a ser seguida.

Como ilustra a história de Kekulé, ter ideias inéditas é só metade da equação. Após ter a ideia de que o benzeno talvez tivesse o formato de um anel, Kekulé precisou entender como uma molécula com esse formato poderia funcionar. Igualmente, a grande ideia não é o fim, mas o começo da criatividade. Ideias precisam ser seguidas por ações. Quando isso não acontece, até mesmo as melhores ideias permanecem no campo da especulação. Os sucos criativos precisam ser destilados, moldados e embalados, e existe um neurotransmissor que nos ajuda a fazer exatamente isso.

A adrenalina é um neurotransmissor e o hormônio responsável pela resposta de luta ou fuga. No corpo, esse hormônio é produzido pelas glândulas suprarrenais, localizadas nos rins, e nos faz respirar mais depressa e mais profundamente, o coração bater mais rápido e o sangue ser desviado para os músculos. No cérebro, é um mensageiro químico feito a partir da dopamina que nos possibilita distinguir os estímulos relevantes dos irrelevantes, os sinais dos ruídos, os fatos importantes do caos. Aumentos nos níveis de adrenalina no cérebro estão associados a aumentos no desempenho cognitivo. À medida que seus níveis cerebrais caem, o contrário acontece, e teremos mais dificuldade para distinguir o sinal do ruído – e nossa sagacidade mental vai diminuir. Consequentemente, teremos uma probabilidade maior de selecionar estímulos irrelevantes e ignorar os relevantes. No passado distante dos seres humanos, quando vivíamos bem mais próximos da natureza e não estávamos nem perto do topo da cadeia alimentar, esse tipo de erro de cálculo podia ser fatal.

Quando sonhamos, os níveis cerebrais de adrenalina caem a zero, o que nos permite fazer associações bizarras no ambiente seguro de nosso corpo adormecido e fisicamente paralisado. Não precisamos distinguir o sinal do ruído – nem somos capazes de fazer isso. Como a Rede Executiva de Anna estava apenas enfraquecida pelo cisto aracnoide, e não totalmente desligada, como acontece quando sonhamos, ela ainda tinha um pouco de adrenalina circulando no cérebro. O nível não era tão grande a ponto de bloquear a enxurrada de personagens e ideias, mas era suficiente para ela conseguir selecioná-los e dar forma às suas histórias. Era o meio-termo perfeito para a criatividade na vida desperta.

Criatividade é mais do que ter uma ideia original ou "pensar fora da caixa". Ela exige uma base de conhecimento especializado a partir da qual construir e um processo executivo de tomada de decisão para orientar as ações que serão realizadas a partir da ideia. Anna não teria conseguido aproveitar sua explosão de personagens e enredos se não conhecesse a estrutura de um roteiro ou permanecesse presa a um estado de devaneio sonhador. A criatividade é um processo de mão dupla que envolve inspiração e avaliação, ideação e execução.

Um estudo de imagens do cérebro sobre composição poética demonstrou isso lindamente.[2] O cérebro intensificava ou enfraquecia a Rede Executiva quando o poema era escrito e revisado. Não importava se o poeta fosse iniciante ou experiente. Durante o processo de escrita, que no caso da poesia é altamente simbólico e metafórico, a Rede Executiva ficava enfraquecida; durante o processo de revisão, ela era reativada.

O poder dos cochilos para gerar ideias

Para além da transição da vigília para o sono, cochilos entre 30 e 60 minutos podem recuperar a mente cansada de executar uma tarefa repetitiva. Cochilos mais longos, entre 60 e 90 minutos e que incluam o sono REM, são capazes não apenas de melhorar de modo significativo o desempenho em determinada tarefa, como também de turbinar o aprendizado. Pesquisadores constataram que os cochilos também podem ser usados para a resolução criativa de problemas, em especial os que demandam um momento de sacada criativa em que a resposta se torna clara.

Quando solucionamos um problema com um rompante de pensamento criativo, costuma existir um intervalo entre a primeira vez em que somos apresentados a ele e o momento em que encontramos sua solução, um período em que tentamos sem sucesso solucionar o problema e o deixamos de lado. Esse tempo em que não trabalhamos ativamente nele é chamado de período de incubação. Nós não esquecemos o problema, mas tampouco estamos tentando ativamente solucioná-lo.

Denise Cai e uma equipe de pesquisa da Universidade da Califórnia em San Diego decidiram testar se tirar cochilos durante esse período de incubação produziria uma resolução de problemas mais criativa.[3] Ela dividiu os participantes entre pessoas que descansavam em silêncio, pessoas que cochilavam e pessoas que cochilavam por tempo suficiente para ter uma fase de sono REM, que é a fase do sono em que temos nossos sonhos mais vívidos. Cai constatou que um período de incubação ajudava todos os três grupos.

Ela então experimentou fazer o teste outra vez, depois de os participantes serem preparados com pistas que poderiam usar depois, e constatou algo interessante. Pela manhã, os participantes do teste completaram uma série de analogias. Por exemplo, BATATA FRITA: SALGADO; BALA: D___. Metade das respostas *DOCE* eram também as respostas do teste vespertino de palavras, que era um pouco diferente. Durante a tarde, os participantes recebiam três palavras aparentemente sem relação entre si, e precisavam encontrar uma quarta que as ligasse. Por exemplo: ALGODÃO, VENENO, COOKIES. Resposta: DOCE.

Depois que as redes associativas do cérebro eram preparadas dessa forma, o grupo que tinha descansado em silêncio e o grupo do cochilo básico tiveram mais ou menos o mesmo desempenho na resolução dos desafios com palavras, mas o grupo que cochilara e tinha chegado ao sono REM se saiu 40% melhor do que os outros dois. Não importou se esse grupo se lembrava ou não do que tinha sonhado. Mesmo assim, ele recebia as vantagens criativas de um sono rico e repleto de sonhos.

Cai concluiu que os neurotransmissores ativados quando a Rede Executiva estava ativa inibiam o tipo de associação mental necessária para solucionar o desafio. Durante o sono REM, contudo, a Rede da Imaginação entrelaçava novas informações com experiências passadas para criar uma rede mais rica de associações. Na conclusão de Cai: "A interpretação fluida é a principal característica da mente criativa, aprimorando desde jogos de palavras feitos como passatempo até a abstração de formas que levou à resolução da transmissão neuroquímica ou da estrutura de anel do benzeno."

Sonhos influenciam a cultura

Creio que nenhum aspecto criativo do sonho seja mais importante do que seu poder de avaliar nossas relações sociais. Sonhar nos permite voltar no tempo ou avançar até o futuro, imaginando-nos outra vez crianças, na companhia de parentes falecidos há muito tempo, ou então imaginando a forma que nossa vida poderia assumir daqui a 10 anos ou mais. Fazemos isso com tanta facilidade que podemos ser perdoados por não reconhecer a proeza cognitiva incrivelmente criativa que isso representa. O poder dos sonhos de nos levar de volta a um passado plenamente transcorrido ou de imaginar um futuro envolve três capacidades humanas notáveis: a imaginação visual; a memória "episódica", que revivencia diretamente as imagens, sensações e emoções do passado da própria pessoa; e seu oposto temporal, a "viagem no tempo" mental rumo a um futuro previsto.

Toda noite, quando sonhamos, estamos criando peças de teatro repletas de emoção centradas em personagens e situações sociais que exploram uma imensa gama de estratégias e contingências sociais. Se os sonhos dos humanos primitivos lhes proporcionavam uma ajuda para o planejamento de contingência em relação aos perigos que eles poderiam enfrentar, os de hoje em dia oferecem o mesmo tipo de simulação virtual, só que para encontrar um parceiro amoroso ou interagir com os outros. Em nossos sonhos, comportamentos podem ser experimentados sem colocarmos em risco nosso capital social. Eles também nos dão a capacidade de imaginar como os outros nos veem em diferentes circunstâncias.

Além do sonhador ou sonhadora individuais, os sonhos já influenciaram escritores, artistas, musicistas, estilistas, arquitetos, atletas, bailarinos, inventores e diversas outras pessoas que moldam o mundo no qual vivemos. Dizem que o escritor britânico Graham Greene, por exemplo, cujos romances incluem *Fim de caso* e *O americano tranquilo*, escrevia 500 palavras por dia, não mais do que isso, e as relia pouco antes de ir se deitar, confiando nos próprios sonhos e na própria mente adormecida para continuarem o trabalho. Greene achava os sonhos tão fascinantes que chegou inclusive a publicar seu diário de sonhos: *A World of My Own* (Um mundo só meu). O escritor americano John Steinbeck, autor de *As vinhas da ira*, tinha um nome para esse solucionador de problemas noturno: "o comitê do sono."

Com apenas 18 anos, Edward Enninful foi contratado como diretor de arte pela *i-D*, uma revista britânica voltada para os jovens. Lá ele trabalhou por duas décadas antes de ir para a *Vogue* italiana, a *Vogue* americana e a revista W. Em 2017, aos 45 anos, o britânico de origem ganense se tornou o primeiro homem, o primeiro gay, a primeira pessoa da classe trabalhadora e o primeiro negro a ocupar o cargo de editor-chefe da *Vogue* britânica nos 106 anos de história da publicação. Enninful atribui sua visão criativa aos sonhos.

"Às vezes fico lutando comigo mesmo, sem conseguir ter nenhuma ideia, aí vou dormir. Então acordo e vejo todas as imagens. Vejo o modelo, a locação, vejo o cabelo, vejo a maquiagem. E durante anos achei que isso fosse trapacear. Foi minha mãe quem disse: 'Na verdade isso é um dom'", contou Enninful numa entrevista ao rádio. Quando estava se recuperando de uma cirurgia nos olhos e passou três semanas sem conseguir enxergar, Enninful afirmou sonhar mais ainda, "em Technicolor". Foi durante essa fase de recuperação que ele concebeu aquela que talvez seja sua capa mais memorável: Rihanna de rainha futurista para a revista W.

Como os sonhos são muito visuais, eles também podem estimular o pensamento figurativo, que é quando visualizamos algo que simboliza outra coisa. Da mesma forma que Kekulé viu a serpente devorando a própria cauda como uma resposta para sua pergunta sobre o benzeno, os sonhos podem ser encarados mais como poesia do que como prosa, ricos em metáforas.

Dizem que a escritora americana e ativista dos direitos civis Maya Angelou usava seus sonhos, só que não como inspiração criativa. Angelou buscava orientação nos sonhos. Quando sonhou que encontrava um arranha-céu em obras e escalava os andaimes, ela viu aí um sinal de que sua escrita estava indo na direção certa.

As pessoas criativas sonham mais ou de forma diferente? Pesquisadores constataram que pessoas criativas e imaginativas têm uma probabilidade maior de ter sonhos vívidos, decerto porque existe uma continuidade singular no seu modo de vivenciar o mundo. Se você for um desses indivíduos sujeitos a devaneios, existe uma barreira menor entre a vigília e o sonho, de modo que as informações podem passar com mais facilidade de um estado para outro.

Criatividade cinestética: Sonhos e movimento

A dança e outras formas de movimento são um tipo fundamental de inteligência que muitas vezes não recebe o devido valor. O uso de ferramentas, agulha e linha, arco e flecha e de nós exige também certo grau de criatividade cinestética. Muitas das inovações e invenções fundamentais da humanidade vieram desse tipo de criatividade, que exige planejamento, habilidades motoras e processamento espacial – e consequentemente o uso de várias regiões do cérebro.

A criatividade cinestética começa visualizando o movimento, algo que ocorre naturalmente no sonho. Afinal, os sonhos também são um parque de diversões visuoespacial.

Se pensarmos nas proezas dos humanos primitivos para conseguirem prosperar entre criaturas mais fortes e mais rápidas, é provável que seus sonhos tenham lhes proporcionado ideias cruciais para sua sobrevivência. Parece razoável afirmar que os sonhos promoviam a criatividade nos movimentos, um conhecimento procedimental que acumulamos em nossa vida e, em última instância, um poço criativo ao qual nós, como espécie, passamos a recorrer.

Robert A. Mason e Marcel Adam Just, do Centro de Imagens Cognitivas da Universidade Carnegie Mellon, decidiram estudar o que acontecia no cérebro quando as pessoas tentavam dar nós.[4] Conhecimentos procedimentais, como a habilidade de dar nós, são diferentes de saber *sobre* algo porque transcorrem de maneira temporal: dar um nó consiste numa série de movimentos em sequência. Curiosamente, essa memória procedimental, como amarrar cadarços por exemplo, tende a não se perder mesmo na demência.

Durante a formação em cirurgia, uma das primeiras coisas que aprendemos ao entrar na sala de cirurgia é o nó de cirurgião, uma variação de nó direito usado para prender com firmeza os pontos de uma sutura. Antes do uso da eletricidade para cauterizar os vasos sanguíneos, por exemplo, usávamos nós para interromper seu fluxo e assim poder seccioná-los com segurança. Às vezes eram necessárias centenas de nós. Se um único desses nós se soltasse, um desastre poderia acontecer. Quando feito da forma correta, o ato de dar nós, a movimentação dos dedos e das mãos se transforma num balé, como se as mãos tivessem vontade própria.

Em seu estudo sobre a amarração de nós, Mason e Just usaram a ressonância magnética funcional (fMRI, na sigla em inglês) para mostrar em tempo real a atividade cerebral dos participantes. Eles constataram que o primeiro passo na amarração de um nó era pensar sobre o processo antes de manusear a corda. Quando pediam aos participantes do teste que apenas imaginassem que estavam dando o nó, os pesquisadores descobriram algo fascinante: a assinatura neural era exatamente a mesma de quando se pretendia de fato dar um nó. Em outras palavras, quando sonhamos que estamos realizando uma ação, nossos neurônios disparam exatamente como se a estivéssemos executando. Isso permite que os sonhos aumentem nosso conhecimento procedimental, o que pode ser útil em várias áreas da vida, entre elas a dança, a arte e o esporte. O golfista Jack Nicklaus, por exemplo, já contou que um sonho lhe ensinou um jeito novo de segurar o taco que melhorou seu jogo.

Como neurocirurgião, eu tento tirar vantagem do poder criativo dos meus sonhos. Na noite anterior a uma operação particularmente desafiadora, reviso imagens do cérebro do paciente e do tumor. Enquanto estou pegando no sono, imagino-me rotacionando o tumor, prestando atenção especial nos tecidos cerebrais adjacentes que preciso evitar ou atravessar. Ao acordar, demoro-me alguns minutos revisitando as formas e os contornos da cirurgia prevista. Essa prática tem funcionado bem para me proporcionar a consciência espacial e anatômica necessária para dissecar ou evitar áreas específicas. Como sonhos são experiências visuoespaciais, não tenho dúvidas de que esse exercício mental já foi reencenado de alguma forma nos meus sonhos, fortalecendo ainda mais minha compreensão da futura cirurgia, mesmo que eu nem sempre me lembre do sonho pela manhã.

Muitos experimentos mostram que o sono e os sono nos ajudam a aprender. Num deles, os participantes corriam por um labirinto de realidade virtual. Em seguida, metade deles tirava uma soneca enquanto a outra metade ficava acordada. Quando eles voltavam depois para o labirinto, os que tinham dormido se saíam melhor do que os que tinham ficado acordados. Os que tinham não só dormido mas sonhado se saíam melhor do que todos os outros. Para quem não dormia, devanear acordado sobre o labirinto não funcionava.

Será que aqueles que tinham dormido e sonhado se saíam melhor por terem sonhado com uma forma de sair do labirinto? Essa poderia ser uma suposição natural, mas não. Dois dos participantes sonharam com música. O outro sonhou com uma caverna de morcegos que parecia um labirinto, mas não era o labirinto em si. Mesmo para os participantes que não sonharam com o labirinto, o simples fato de terem sonhado de alguma forma os ajudou a consolidar as lembranças que tinham dele. Eles conheciam melhor o percurso porque haviam sonhado. A correlação é clara, embora o modo como isso funciona não tenha sido plenamente compreendido.

Pesadelos e criatividade

Em 1987, Ernest Hartmann, da Escola de Medicina da Universidade Tufts, embarcou num estudo comparativo aprofundado entre 12 pessoas que sofriam de pesadelos crônicos, 12 que tinham sonhos vívidos e outras 12 que nem sofriam de pesadelos nem tinham sonhos vívidos.[5] Cada um dos participantes passava por entrevistas estruturadas, testes psicológicos e outras medidas de avaliação da personalidade. Os pesquisadores constataram que aqueles que sofriam de pesadelos tinham uma maior inclinação artística e criativa do que os outros grupos. Em outras palavras: as mesmas mentes capazes de imaginar forças malignas ou ameaçadoras em seus sonhos podem, na vida desperta, usar sua imaginação fértil para fins criativos.

Os pesadelos já serviram de inspiração para o trabalho de muitos escritores famosos. O mais conhecido autor de terror do mundo, Stephen King, pegou no sono dentro de um avião e sonhou com uma mulher louca que aprisionava e mutilava seu escritor favorito. O resultado foi o livro *Misery: Louca obsessão*.

O Iluminado também foi inspirado por um sonho. King e sua esposa eram os únicos hóspedes de um hotel nas montanhas que estava prestes a encerrar a temporada. Lá, ele sonhou que seu filho de 3 anos corria aos gritos pelos corredores enquanto era perseguido por uma mangueira de incêndio. O pesadelo o fez acordar suando. King recorda ter acendido um cigarro e olhado pela janela: "Quando o cigarro acabou, eu já tinha a estrutura do livro firmemente montada na cabeça."

E como interpretar as pinturas rupestres pré-históricas e outros artefatos primitivos encontrados na França e em outros locais? Muitas das criaturas retratadas mundo afora são zoomórficas, um misto de seres humanos e animais. Arqueólogos já se perguntaram se essas imagens fantásticas poderiam ter sido inspiradas por sonhos. Como os pesadelos são os sonhos mais lembrados, será que elas poderiam ter sido as primeiras representações dos pesadelos na arte? Eu gostaria de pensar que sim. Seria inclusive possível defender o argumento de que os próprios relatos narrativos evoluíram a partir do desejo de compartilhar sonhos e pesadelos.

Como influenciar seus sonhos para a criatividade

Os antigos egípcios construíam templos do sono, onde as pessoas dormiam na esperança de induzir sonhos capazes de curar alguma doença ou ajudá-las com decisões importantes. Na Grécia antiga, as pessoas frequentavam templos especiais onde rezavam por um sonho que viesse solucionar um problema. Os gregos chamam isso de incubação de sonhos. Hoje em dia, pesquisas nos revelam que essa técnica é mais do que uma prática antiquada baseada na fé. Existem dados científicos por trás dela.

Pesquisadores descobriram que pessoas que sonham podem influenciar os próprios sonhos usando somente o poder da sugestão. Embora isso não seja de modo algum um processo infalível, descobriu-se que o simples fato de declarar uma intenção de sonhar com determinada pessoa ou tema específico muitas vezes nos permite guiar os sonhos nessa direção. Assim, pode ser que você consiga influenciar seus sonhos para ajudá-lo a despertar a faísca da criatividade, refletir sobre algum dilema social ou avaliar uma decisão importante. A psicóloga de sonhos de Harvard Deirdre Barrett pediu a seus alunos que pensassem num problema emocionalmente relevante 15 minutos antes de irem se deitar.[6] Metade relatou ter tido sonhos relacionados ao problema.

Como os sonhos são muito visuais, a prática de visualizar a pessoa, a ideia, o lugar ou o problema no momento em que estamos pegando no sono aumenta nossas chances de a sua incubação de sono ser bem-sucedida. Como aprendemos no capítulo sobre pesadelos, é possível remoldar um pesadelo recorrente usando a terapia de ensaio de imagens e reescrevendo a trama do sonho para torná-la inofensiva ou lhe proporcionando um fim melhor. Embora essa abordagem possa soar excessivamente simplista, você deve lembrar que, segundo as pesquisas, ela de fato dá certo para livrar as pessoas de seus pesadelos. Incubar os próprios sonhos também parece ser um desejo impossível, mas estudos sérios sustentaram essa abordagem como forma de guiar os sonhos em determinada direção.

Pesquisadores do Media Lab do MIT vêm trabalhando em tecnologias para manipular o sono e os sonhos de modo a maximizar a criatividade (ver páginas 95-96). Dispositivos captam o momento em que a pessoa está pegando no sono, disparam uma deixa verbal perguntando em que ela está pensando e gravam a resposta. Veremos no Capítulo 8 que existem formas de manipular o conteúdo dos sonhos usando os sentidos.

Como vimos ao examinar como aliviar os pesadelos (ver página 53), também é possível anotar a intenção num papel e colocá-lo na mesinha de cabeceira ou deixar ao lado da cama uma foto ou objeto relacionado àquilo com que se espera sonhar. Não se trata de um mero ritual totêmico. Diversas pessoas relatam ter conseguido influenciar os próprios sonhos dessa forma. É como se estivéssemos pondo ingredientes numa panela e esperando nossos sonhos misturá-los de maneiras novas e inesperadas.

A incubação de sonhos tem maiores chances de dar certo quando a solução pode ser pensada visualmente. Isso porque o córtex visual fica altamente ativo durante os sonhos na fase REM. Antes de dormir, revise o problema ou assunto com o qual deseja sonhar. Imagine-se sonhando com o problema, acordando e anotando o sonho no papel que deixou ao lado da cama.

Os alunos de Barrett escolheram questões acadêmicas, médicas e pessoais e anotaram quais sonhos ofereciam soluções potenciais para seus problemas. Num deles, um aluno que tinha se mudado para um apartamento menor e não conseguia encontrar um jeito de dispor os móveis de uma forma que não parecesse atravancada sonhou que transferia a cômoda para a sala. Ele experimentou fazer isso na vida real, e funcionou.

Em outro caso, uma aluna em dúvida entre ingressar num programa acadêmico em Massachusetts ou em outro lugar está num avião que precisa realizar um pouso de emergência. O piloto diz que é perigoso demais pousar em Massachusetts. Ao pensar sobre o sonho, a aluna que sonhou entende que é melhor se matricular num programa em outro lugar.'

Mesmo quando você não se lembra do que sonhou, os sonhos podem influenciar seus pensamentos despertos. Você pode ter uma sacada repentina, uma ideia que surge na sua cabeça, a solução para um problema que parece vir do nada. A origem dessa centelha pode muito bem ser um sonho, mesmo que você não se lembre dele. Nós sonhamos todas as noites, e todas as noites nossos sonhos estão fazendo trabalho criativo por nós.

Como acessar o potencial criativo de nossos sonhos

Muitas pessoas não se consideram criativas por natureza. Talvez você seja uma delas. Mas não esqueça que o sonho em si é um ato criativo do qual todos participam. Até os cegos sonham, compensando a falta de visão com uma experiência auditiva, tátil, gustativa e olfativa mais aguçada em comparação com quem enxerga. Felizmente, o poder de sonhar criativamente é algo que todos nós podemos cultivar.

Em nossos sonhos, produzimos narrativas fascinantes a partir de lembranças distantes, acontecimentos recentes ou previstos, emoções, fragmentos de coisas que vimos na internet ou lemos num livro, e outros pedaços de nossa vida que costuramos para formar uma história. Pouca coisa está fora dos limites. Os personagens de nossas histórias podem ser parentes, familiares já falecidos, personagens históricos, amigos, colegas de trabalho, desconhecidos, ou então pessoas com as quais só cruzamos na rua. O roteirista americano Charlie Kaufman disse: "Seu cérebro está programado para transformar estados emocionais em filmes. Seus sonhos são muito, muito bem escritos... Neles, as pessoas transformam ansiedades, crises, anseios, amores, arrependimentos e culpas em histórias ricas e completas."[7]

Mas como conseguir acessar nosso potencial criativo? O que podemos fazer para estimular a criatividade de nossos sonhos e direcioná-los de uma forma que seja o mais produtiva possível? O primeiro passo é lembrar do que sonhamos.

A maioria das pessoas já teve a experiência de tentar recordar um sonho e sentir que ele escapa da memória, no começo indistinto e quase ao nosso alcance, depois se desintegrando até desaparecer, tragado novamente pelo oceano do sono, deixando na superfície apenas o mais tênue resíduo. Existe um motivo para isso acontecer. Nós precisamos manter firmes as fronteiras entre nosso eu do sonho e nosso eu da vigília. A nossa história de vida – nosso eu narrativo – é construída a partir de nossas lembranças autobiográficas, que obviamente se formam durante o tempo que passamos acordados. Nós as usamos para costurar o passado e fazer previsões relacionadas ao futuro. Se as lembranças dos sonhos estivessem misturadas com nossas memórias autobiográficas, seria uma confusão danada. Assim, o caráter louco e indomável de nossa vida onírica, onde habitamos e corporificamos plenamente a experiência de nossos sonhos, é forçado a se recolher no submundo quando a memória autobiográfica volta à nossa mente todo dia de manhã.

Podemos fazer algo simples para recordar nossos sonhos: afirmar nossa intenção. "Eu vou sonhar. Vou lembrar do que sonhei e anotar." Não é preciso usar essas palavras exatas, mas algo nessa linha pode funcionar. Sucessivos estudos mostraram que esse tipo de autossugestão melhora as chances de recordarmos nossos sonhos. Não existe nenhum mecanismo biológico que possamos apontar como explicação para esse fato, mas é altamente provável que, como parte de nossa vida desperta alimenta nossa vida onírica, essa autossugestão seja retida pela mente ao sonhar.

Quando acordar, permaneça imóvel por alguns instantes, depois anote tudo que conseguir recordar sobre o sonho num papel deixado ao lado da cama ou no aplicativo de notas do seu celular. Não acenda a luz. Não cheque suas notificações. Você tem um ou dois minutos. O objetivo é retardar a volta abrupta da Rede Executiva. Pratique o hábito de se levantar devagar e tentar lembrar o que sonhou antes de fazer qualquer outra coisa. Com esforço e prática, esse processo de recordação pode ser aprimorado e reforçado. Sua capacidade de rememorar os próprios sonhos vai melhorar depressa, de poucos fragmentos na primeira manhã até ricas narrativas apenas uma ou duas semanas depois. Faça o que fizer, tente anotar seus sonhos antes de pensar no dia que tem pela frente.

A verdade é que fomos programados para esquecer nossos sonhos. Quando acordamos, a hegemonia da Rede Executiva retorna e nossa memória autobiográfica é reativada. É ela que liga nossa experiência dia após dia: quem nós somos, onde estamos, o que precisamos fazer no dia que está por começar. É importante que nossa memória autobiográfica não se confunda com os sonhos, além de outros tipos de memória que também são fundamentais para a vida desperta: a memória procedimental para habilidades como andar de bicicleta, a memória episódica para acontecimentos, rostos e nomes específicos. A memória autobiográfica amarra isso tudo formando uma experiência completa, unindo todos os elementos díspares relacionados a nossa vida.

No centro dessa transição que fazemos ao despertar estão os neurotransmissores serotonina, associado à vigília, e adrenalina, liberada na hora em que a atenção se volta para fora e passa a se concentrar em objetivos. Isso apaga qualquer chance de recuperar seus sonhos.

Voltar nosso foco para o exterior assim que acordamos é um poderoso mecanismo de sobrevivência. Afinal, ao dormir nós ficamos mais ou menos desamparados. Tornar-se alerta e se orientar com rapidez permitiria aos humanos primitivos avaliar se estavam em perigo assim que acordavam. Além disso, conforme mencionei no Capítulo 1, a adrenalina é uma força poderosa, que nos confere, na vigília, a capacidade de buscar o sinal em meio ao ruído da vida cotidiana. Ao sonhar, viramos esse processo de cabeça para baixo. Durante o sonho, ignoramos quaisquer sinais e vamos buscar padrões e significados para o ruído nos rincões do cérebro que sonha.

Ainda que com frequência não consigamos recordar nossos sonhos ao acordar, existem alguns indícios de que seu conteúdo mesmo assim seja lembrado. Como exploramos no Capítulo 1, parecemos ter um sistema de memória separado para os sonhos. Assim, mesmo aqueles esquecidos parecem perdurar.

Portanto, se o objetivo for recordar nossos sonhos, precisamos driblar nossa neurobiologia, pelo menos momentaneamente, para manter um pé no mundo onírico. Refugiar-nos em nossos sonhos pode expandir nossa mente de modos impossíveis na experiência vivida. Pensar em sonhos e tentar recordá-los também pode expandir sua vida onírica de modo muito semelhante ao que fazemos ao praticar um novo idioma ou qualquer outra habilidade cognitiva ou física.

Acesso ao sono: Seu portal para a criatividade

E se você fosse capaz de surfar no limiar cerebral que lhe permitisse alternar entre o pensamento divergente e a função executiva? Na verdade você é. Quando está pegando no sono, você se encontra no estado de acesso ao sono, com pensamentos semelhantes a sonhos fluindo livremente ao mesmo tempo que permanece consciente. Nesse estado, estamos no ponto ideal para o pensamento criativo, com o cérebro se comportando, durante o acesso ao sono, de modo bem semelhante ao de Anna com seu cisto.

O pintor surrealista Salvador Dalí reconhecia a rica fonte de criatividade representada pela interseção difusa entre o mundo onírico e o mundo desperto, e desenvolveu uma técnica para aproveitá-la. Dalí se sentava numa cadeira segurando uma chave grande com o polegar e o indicador acima de uma tigela funda de metal no chão. Ao adormecer, ele deixava a chave cair na tigela, e isso o despertava. Na mesma hora, ele fazia um esboço da visão alucinatória que lhe viera à mente enquanto adentrava o sono. Dalí chamava isso de "o segredo de dormir acordado", e usava esse estado como inspiração para suas obras.

Essa mistura de sono e vigília pode ser detectada num eletroencefalograma, que registra as ondas cerebrais. Quando adentramos o sono, o aparelho exibe tanto as ondas cerebrais da vigília, chamadas ondas alfa ou "rápidas", quanto as ondas do sono, chamadas ondas teta ou "lentas". É nessa rara janela que as duas se sobrepõem. É como se fosse um estuário onde oceano e rio se encontram, e as águas salgadas e doces se misturam para virar algo único; um lugar em que podemos acessar a criatividade indomável do sonho e ao mesmo tempo ter consciência dela. Como no sonho, nessa hora não estamos guiando esses pensamentos e imagens muitas vezes bizarros que ocorrem durante o acesso ao sono, mas apenas observando-os. Como na vigília, temos acesso a esses pensamentos em tempo real. Não é de espantar que Dalí tenha descrito o acesso ao sono como andar "equilibrado na corda bamba invisível que separa o sono da vigília".[8]

Pesquisadores do Instituto do Cérebro de Paris decidiram testar a técnica de acesso ao sono de Dalí.[9] Os participantes recebiam uma sequência de oito números e tinham que encontrar o nono número o mais rápido possível. O quebra-cabeça podia ser resolvido devagar, passo a passo, ou então depressa, caso eles descobrissem a regra oculta do padrão numérico. Os participantes que não resolvessem o quebra-cabeça podiam fazer uma pausa de 20 minutos, e eram instruídos a se reclinarem numa cadeira com um objeto na mão, como fazia Dalí. Quando deixavam o objeto cair ao pegar no sono, eles eram instruídos a contar o que lhes passava pela cabeça pouco antes de o objeto cair. Suas ondas cerebrais, seus movimentos oculares e seus músculos eram monitorados para verificar se eles estavam acordados, acessando o sono ou dormindo mais profundamente. Vinte minutos depois, os participantes tentavam novamente solucionar a sequência numérica.

O que os pesquisadores descobriram foi impressionante: um único minuto de acesso ao sono já inspirava insights. O grupo que adentrava essa zona crepuscular entre a vigília e o sono tinha uma probabilidade quase três vezes maior de solucionar a sequência numérica em comparação com o grupo que permanecia acordado. Ao observarem mais de perto o que estava acontecendo, os pesquisadores descobriram o ponto ideal da criatividade. A solução do quebra-cabeça estava associada a níveis intermediários de ondas alfa, as ondas cerebrais relacionadas ao estado de alerta e à Rede Executiva. Os participantes que se saíam melhor não estavam nem demasiado alertas, com altos níveis de ondas alfa, nem sentiam a pressão de dormir mais profundamente, o que estava associado a níveis mais baixos de ondas alfa. Era essa a corda bamba invisível que Dalí buscava. Curiosamente, os participantes que caíam num sono mais profundo se saíam pior do que os que permaneciam acordados e do que o grupo de acesso ao sono após o período de incubação.

Os pesquisadores do Instituto do Cérebro de Paris tinham conseguido demonstrar o que havia tempos se acreditava: o acesso ao sono constituía de fato um "coquetel de criatividade". A fórmula: um problema, seguido por um breve período de incubação, e então o acesso ao sono. O último passo é retornar ao problema.

Como mencionado anteriormente, pesquisadores do Media Lab do MIT estão tentando usar a tecnologia para aproveitar essa janela de criatividade.[10]

Eles desenvolveram um "aparelho de incubação de sonhos direcionado", que imita a técnica de Dalí ao tentar identificar o acesso ao sono. O aparelho usa um sensor de flexão no dedo médio para identificar uma queda na frequência cardíaca e mudanças na atividade eletrodérmica. Assim como a mão de Dalí se abrindo e a chave caindo dentro da tigela de metal eram seu modo de saber que ele havia adentrado um estado de acesso ao sono, esse aparelho identifica uma lenta abertura da mão acompanhada por uma perda de tônus muscular. Uma vez detectado o acesso ao sono, o aparelho produz sinais sonoros projetados para direcionar os sonhos e estimular a criatividade. Mas produtos como esse são uma novidade, e enquanto estas linhas estão sendo escritas ainda é preciso demonstrar se de fato funcionam ou não.

O acesso ao sono pode ter poderes que vão além do despertar da imaginação e se mostraram valiosos também para o aprendizado. Um estudo examinou participantes novatos e experientes no jogo eletrônico Tetris, cujo objetivo é reorientar rapidamente formas geométricas coloridas que caem e empilhá-las de forma perfeita. Para o estudo, os participantes jogavam ao longo de sete horas divididas em três dias. Quando estavam adormecendo, eles eram repetidamente acordados para dizer no que estavam pensando. Três quartos dos iniciantes relataram ver peças de Tetris caindo durante o estado de acesso ao sono. Isso só aconteceu com metade dos participantes experientes. Entre estes, alguns viam as imagens geométricas, mas de uma versão do jogo que haviam jogado antes do estudo. Isso sugere que os iniciantes estavam ocupados em aprender, ao passo que pelo menos alguns dos experientes pareciam estar integrando sua experiência recente com as ocasiões anteriores em que haviam jogado Tetris.

Exatamente como tudo isso funciona ainda é motivo de intensas pesquisas, sobretudo porque os iniciantes tiveram a maioria de suas visões do Tetris na segunda noite do estudo, uma demora significativa. Quer fossem iniciantes ou especialistas, a semelhança de sua cognição no estado de acesso ao sono foi notável. Todos relataram ver peças de Tetris caindo à sua frente, às vezes girando, outras vezes encaixando-se perfeitamente em espaços abertos na parte inferior da tela.

Todas essas promissoras pesquisas são um lembrete para abraçar o acesso ao sono com um estado mental singular, no qual já afrouxamos as amarras do dia, mas ainda não as deixamos totalmente para trás.

Mas e minha paciente Anna? Talvez ela tenha tido uma explosão de criatividade quando o cisto em seu cérebro reproduziu o que acontece no cérebro que sonha. No entanto, à medida que o acúmulo inexorável de líquido prosseguiu, suas dores de cabeça foram se tornando cada vez mais frequentes e cada vez menos suportáveis. A cada gota, o cérebro era pressionado mais um pouco, e ela começou a ter dores de cabeça lancinantes. Pessoas com dores de cabeça assim dizem que é como se o crânio estivesse rachando. A solução era simples: fazer uma incisão minúscula atrás da linha dos cabelos e abrir um furo do tamanho de uma moeda para drenar o líquido. O procedimento nem sequer deixaria uma cicatriz visível.

Só que Anna relutou. Ela não queria perder sua criatividade. Adorava inventar mundos, e não queria voltar a simplesmente habitar um. Ela recusou minha sugestão, e essa foi a última vez que nos vimos. Sei que deve ter chegado um momento em que ela não conseguiu mais suportar as dores de cabeça ou em que seu cérebro deixou de funcionar bem com aquela presença cada vez maior, mas, pelo menos naquele momento, o risco de perder a explosão de criatividade era demais para ela. E eu a entendi.

5

Sonhos e saúde: O que os sonhos revelam sobre nosso bem-estar

Era o final da década de 1990 e o início da minha formação. Estava no final da mais lendária via expressa de Los Angeles, a estrada US 101, quando conheci um paciente que mudou por completo minha maneira de pensar sobre os sonhos e o sonhar. Antes de encontrá-lo, eu nunca tinha pensado muito no assunto, e com certeza não havia refletido sobre como eles estão ligados à nossa saúde física e como existe uma conexão sonho-corpo. Mas ele me fez ver tudo isso sob uma perspectiva inteiramente nova.

Para atender esse paciente, tive que passar de carro pelo letreiro de Hollywood, pelos estúdios da indústria do entretenimento, pelo imenso Hospital Geral e pela Cadeia do Condado de Los Angeles até chegar ao centro médico Veterans Affairs. Nos Estados Unidos, os veteranos das forças armadas têm um sistema de saúde próprio, e foi lá que eu o conheci: um homem de 55 anos que começara recentemente a ter pesadelos. Como a maioria de nós, ele já tivera pesadelos ocasionais depois de adulto, mas agora tinham se tornado frequentes. Era algo novo e preocupante. Na época, supus que pesadelos num ex-combatente só podiam significar transtorno de estresse pós-traumático, mas o paciente insistiu que não. Fazia décadas que ele tinha voltado da guerra, e nunca havia apresentado nenhum outro sintoma.

Para ele, porém, o que se destacava eram os personagens de seus sonhos. Eram todos animais. Na mesma hora pensei que aquilo poderia ser um caso de esquizofrenia não diagnosticada. A causa dessa doença mental profunda e muitas vezes debilitante permanece um mistério, mas os sintomas demonstram uma consistência notável, com sonhos que se misturam com alucinações e ilusões durante a vigília. Os pacientes esquizofrênicos não apenas veem animais com frequência, como esses animais às vezes também conversam entre si, ocasionalmente até mesmo sobre o paciente. Só que os animais do sonho de meu paciente eram passivos, apenas participantes de seu espaço onírico, sem qualquer interação direta com ele. Ele também era capaz de manter uma conversa com facilidade. Poucos elementos apontavam para uma doença mental.

"Você sente medo nos seus sonhos?", perguntei. O paciente só fez balançar a cabeça: não. Seus exames clínicos e de sangue estavam normais, mas seu amigo contou que ele cada vez mais berrava enquanto dormia e parecia estar encenando os próprios sonhos. Durante um deles, o homem chegara a bater na cara de seu companheiro de leito. Isso apontava para outra coisa: um transtorno comportamental do sono REM, quando o corpo não fica mais paralisado durante o sono, embora comportamento de encenação de sonhos (DEB, na sigla em inglês) talvez seja uma denominação melhor.

Todas as noites, nosso cérebro e nosso corpo percorrem um ciclo de sono muito bem delineado de 90 minutos. A cada ciclo, o sono leve é seguido pelo sono profundo, no qual as ondas cerebrais são lentas e ritmadas. Depois do sono de ondas lentas, o padrão volta a mudar. Os olhos começam a se revirar sob as pálpebras, e a maioria dos músculos do corpo fica paralisada. Quando os olhos estremecem debaixo das pálpebras, isso é conhecido como sono com movimento rápido dos olhos, ou sono REM.

O sono REM e os sonhos já foram muitas vezes referidos como sinônimos, mas essa não é uma descrição precisa. Nós podemos sonhar em todas as fases do sono. Os sonhos são possíveis até sem REM, mas o sono REM é a fase em que ocorrem os sonhos mais intensos e bizarros. Sem conseguir nos mexer à medida que sonhamos, nos tornamos uma plateia vidrada, trancados na segurança do teatro de nossos sonhos para um espetáculo de nossa própria criação, encenado para uma plateia de uma pessoa só.

Com base em pesquisas feitas em laboratórios do sono, onde pessoas que sonham são acordadas em momentos distintos, sabemos como os sonhos mudam à medida que a noite avança. Sonhos do início da noite tendem a incluir mais elementos de nossa vida desperta. Sonhos do final da noite têm uma probabilidade maior de serem mais emotivos e de incorporarem lembranças autobiográficas mais antigas, e são esses sonhos, pouco antes de acordarmos, que temos uma chance maior de recordar. O teor de nossos sonhos também muda: eles são mais negativos no início da noite e se tornam mais positivos à medida que a noite avança.

Ao trabalhar com esse paciente, o que me marcou foi a profunda compreensão de que nossos sonhos não são separados de nosso corpo, e de que o elo entre a mente onírica e a saúde é bem mais complexo do que jamais poderíamos ter imaginado.

Sonhos podem nos servir de alerta para futuras doenças

Não sabíamos isso na época, mas essa combinação singular de sintomas – homens na casa dos 50 anos que encenam seus sonhos – se traduz, anos mais tarde, numa categoria de doenças cerebrais conhecidas como sinucleinopatias. Não ocasionalmente, mas quase sempre. Noventa e sete por cento das pessoas que apresentam comportamento de encenação de sonhos sem causa conhecida desenvolverão doença de Parkinson ou demência por corpos de Lewy 14 anos após o diagnóstico do distúrbio.

O termo técnico "sinucleinopatia" designa a família de doenças neurodegenerativas caracterizadas pelo acúmulo anormal de uma proteína chamada alfa-sinucleína. Pequenas proteínas ocorrem naturalmente dentro dos neurônios e têm funções regulatórias importantes como a manutenção das sinapses. No caso das sinucleinopatias, a proteína alfa-sinucleína tem um defeito em sua dobra, e essas proteínas defeituosas tendem a se agregar e criar uma espécie de lodo molecular cujas consequências são desastrosas. Elas também parecem se alastrar de uma célula para outra, causando cada vez mais estragos. O modo exato como essas proteínas defeituosas resultam em DEB não é conhecido, mas mesmo assim a correlação é notável.

A maioria dos sintomas clínicos chega junto com a doença que os causa, mas alguns podem acontecer antes mesmo de a doença começar a se manifestar. Em medicina, esse tipo de sinal de alerta se chama pródromo, algo que antecede a doença em si. Febre e inapetência podem ser o pródromo de uma infecção. Mas a maioria dos pródromos ocorre horas ou dias antes do início da doença – não uma década ou mais como no caso do DEB e das sinucleinopatias.

No distúrbio aparentemente não relacionado de meu paciente, os sonhos previram a futura degenerescência do cérebro e dos nervos de seu corpo anos antes de quaisquer sintomas ou de qualquer exame diagnóstico. Os sonhos desse homem e sua evolução estavam relacionados à sua saúde física de maneiras que até hoje escapam à nossa compreensão. Sabemos, contudo, que o poder do DEB de prever uma sinucleinopatia é impressionante, praticamente tão bom quanto qualquer exame de imagem ou de sangue –, e poucos conseguem fazer isso com esse tipo de certeza e tantos anos de antecedência. No comportamento de encenação de sonhos, os pacientes relatam sonhos vívidos, violentos e carregados de ação. O enredo em geral envolve alguma ameaça física iminente a eles ou a alguém próximo. Relatos publicados de encenação de sonhos em homens na casa dos 50, 60 e 70 anos documentam o caos: socos, chutes, lutas, corridas para fugir de agressores ou de animais selvagens. Um homem usou um travesseiro para se proteger de um pterodáctilo imaginário. A prevalência de animais tem algumas semelhanças com a esquizofrenia, mas essas narrativas oníricas não invadem a vida diurna como no caso dos esquizofrênicos.

A encenação de sonhos pode ser violenta. Na maioria das vezes, pessoas com DEB encenam seus sonhos sem se levantar, mas às vezes elas pulam da cama e caem ou correm, chegando a dar de cara com paredes ao fugir de perseguidores imaginados. Um homem que certa vez sonhou estar lutando com um agressor acabou dando um mata-leão na própria esposa. Na verdade, os homens com frequência sonham estar protegendo a esposa, para depois acordar e constatar que eles mesmos a estão atacando. Mulheres, por sua vez, raramente sofrem de DEB, e seus sonhos são menos agressivos. Além disso, ao contrário dos homens, quando elas encenam seus sonhos estes não costumam envolver um confronto com algum agressor.

Como a agressividade é um fio condutor que liga a encenação de sonhos ao Parkinson e outras sinucleinopatias, seria tentador supor que essas pessoas simplesmente sejam mais agressivas por natureza. Talvez seus sonhos sejam apenas um reflexo de quem elas realmente são. Na verdade, é justamente o contrário. Pesquisadores constataram que esses sonhadores combativos na verdade pontuam menos do que a média num questionário de agressividade diurno. Em outras palavras: eles são tranquilos acordados e bravos dormindo. A razão pela qual essa estranha desconexão entre personalidade diurna e comportamento onírico existe ainda é um mistério.

Nem todos os sonhos encenados são combativos. Comportamentos não violentos, como comer e beber, já foram relatados na literatura científica, bem como sonhos encenados que incluíam rir, cantar, bater palmas, dançar, beijar, fumar, colher maçãs e nadar. Um homem sonhou que estava pescando sentado na borda da cama com uma vara de pescar imaginária na mão.

Como a encenação de sonhos e o início recente de pesadelos são indicadores clínicos da doença de Parkinson e aparecem anos ou mesmo décadas antes dos primeiros sintomas motores dessa condição neurodegenerativa, prestar atenção nos sonhos e no ato de sonhar poderia proporcionar aos médicos uma rara janela para uma intervenção verdadeiramente precoce. Desde que conheci meu paciente, mais de duas décadas atrás, fiquei sabendo de outros casos em que os sonhos têm o potencial de nos alertar ou de nos informar sobre nossa saúde.

Em meados do século XX, por exemplo, Vasily Kasatkin, que trabalhava no Instituto de Neurologia de Leningrado, reuniu relatos de sonho de mais de 350 pacientes e concluiu que as enfermidades físicas afetavam os sonhos.[1] Dos mais de 1.600 relatos de sonhos reunidos, 90% eram negativos, sobre temas que incluíam guerra, incêndios e ferimentos. Curiosamente, sonhos com a dor em si eram raros, ocorrendo em apenas 3% dos registros. Esse achado, de que a dor física é rara nos sonhos, já foi desde então confirmado por outros pesquisadores.

Kasatkin descobriu também que os sonhos muitas vezes apareciam antes dos sintomas clínicos da doença, embora não tenha fornecido uma porcentagem precisa. Assim como o comportamento de encenação de sonhos prevê o mal de Parkinson e outras doenças causadas por corpos de Lewy, a pesquisa de Kasatkin o convenceu de que as enfermidades físicas eram anunciadas em sonhos desagradáveis ou pesadelos. Ele citou um paciente que sonhava com enjoos, comida estragada e vômitos e sofria de gastrite, e outro que sonhava com ratos roendo sua barriga e posteriormente recebeu um diagnóstico de úlcera. Kasatkin acreditava que os sonhos dos doentes se distinguiam de outros sonhos ruins por durarem a noite inteira e parecerem ter alguma ligação com a parte afetada do corpo. Uma pessoa com alguma doença pulmonar, por exemplo, teria sonhos ruins relacionados à respiração. Ele também documentou sonhos que iam mudando ao longo de uma doença e da recuperação.

Esse tipo de conexão sonho-corpo é fascinante, mas também difícil de provar, uma vez que a maioria dos pacientes estava recordando os próprios sonhos após já ter adoecido. Talvez fosse apenas um caso de viés de confirmação, em que os pacientes adoeciam e depois recordavam um sonho que parecera de alguma forma alertá-los. Na tentativa de obter indícios científicos mais robustos, pesquisadores tentaram registrar sonhos e ver como eles estavam relacionados à saúde futura.

Num dos estudos, um grupo de pacientes portadores de cardiopatia respondeu a perguntas sobre sonhos antes de passar por um procedimento comum chamado cateterismo, que usa um tubo bem fino e flexível para abrir segmentos estreitados de artérias coronarianas. Os pesquisadores então acompanharam esses pacientes por seis meses após a alta, e sua saúde foi classificada numa escala de seis pontos: cura, melhora, sem modificação, piora sem reinternação, piora com reinternação e morte.

Notavelmente, os pesquisadores constataram que as narrativas oníricas dos pacientes estavam vinculadas à sua evolução. Homens que sonharam com morte e mulheres que sonharam com separações tinham uma probabilidade significativamente maior de uma evolução clínica pior, independentemente da gravidade inicial de sua doença cardíaca. Isso sugere que os sonhos de alguma forma proporcionavam uma pista em relação ao seu prognóstico. Seriam os sonhos algum sinal de saúde física? Será que eles transmitiam a atitude do sonhador em relação à doença e à saúde? Não temos certeza, mas os achados são intrigantes e sugerem alguma conexão entre nossa mente que sonha e nossa saúde.

Escutar os sonhos levou até mesmo a diagnósticos de câncer. Um dos estudos descreveu mulheres que só fizeram exames preventivos de câncer de mama porque tiveram sonhos que as alertaram e acabaram recebendo o diagnóstico da doença. Elas descreveram esses sonhos como mais vívidos, mais intensos, permeados por uma sensação de ameaça, risco ou apreensão. Alguns dos sonhos chegavam a conter as palavras "câncer de mama" ou "tumor", enquanto outros continham a sensação de contato físico com o seio. Quase todas as mulheres que tiveram um sonho assim afirmaram estar convencidas de que ele representava um alerta importante.

Uma narrativa onírica comum, que vem provocando fascínio e pavor há milhares de anos, envolve os dentes, em geral caindo. Ao longo dos tempos, sonhos em que a pessoa perde os dentes já foram interpretados como presságios de acontecimentos nefastos, como por exemplo uma morte na família ou a perda de alguma propriedade. Um livro de 1633 intitulado *The Countryman's Counsellor* ("O conselheiro do homem do campo") afirma que sonhar com dentes ensanguentados prevê a morte de quem sonha. A internet oferece muitas, muitas outras interpretações relacionadas a sonhos com dentes.

Mas talvez o verdadeiro motivo por trás desses sonhos seja bem mais prosaico. Sonhos com dentes podem estar relacionados a irritações dentárias durante o sono. Um estudo com 210 universitários conduzido por uma dupla de pesquisadores israelenses constatou que os sonhos envolvendo dentes tinham relação com sensações de tensão nos dentes, nas gengivas ou na mandíbula ao acordar, o que poderia estar ligado a trincar ou rilhar os dentes durante o sono.[2] Caso outras pesquisas venham confirmar esses achados, a causa do emblemático sonho de perder os dentes poderia se revelar muito banal.

Quanto a meu paciente, nunca mais tornei a vê-lo, mas pude prever como seriam seus próximos anos porque os seus sonhos me serviram de mapa. Ele iria desenvolver uma doença neurodegenerativa progressiva, que danificaria sua mente e acabaria por levá-lo à morte. Conforme minha vida e carreira avançaram, toda vez que o tema das conexões mente-corpo aparecia na literatura científica ou durante uma conversa casual, eu pensava nesse paciente e em como os primeiros sinais de alerta do cérebro em relação a uma doença futura podem ser mudanças nos sonhos e no sonhar.

Mas os sonhos têm outra conexão potencialmente mais importante com nossa saúde, que é sua capacidade de separar a mente do corpo.

Os sonhos nos ajudam a lidar com o estresse emocional

Quase todos nós em algum momento já sonhamos com chegar atrasados para alguma prova, ficar nus em público ou perder um avião ou ônibus. No sonho, nada nos impede de expressar nossos piores temores, expor nossas verdadeiras emoções ou nossos pensamentos mais feios. Dessa forma, os sonhos nos proporcionam um método livre de riscos para processar uma dor emocional, um problema de saúde ou outras situações difíceis.

Considere o caso dos sonhos e do divórcio. O divórcio é sem dúvida uma das maiores reviravoltas da vida adulta, um acontecimento estressante que vira de cabeça para baixo o relacionamento central da vida da pessoa e tem um efeito profundo na saúde. Estudos extensos constataram que o divórcio tem em média o mesmo efeito na expectativa de vida que a obesidade ou o abuso de álcool. Algumas pessoas que se divorciam conseguem passar bem por uma ruptura conjugal, enquanto outras evoluem bastante mal. A diferença entre elas vai muito além do estado de espírito de cada uma. Como os sonhos poderiam nos ajudar a atravessar esse acontecimento de vida potencialmente devastador e chegar a um lugar saudável?

Um estudo aprofundado com mulheres que estavam passando por divórcio constatou que aquelas que tinham mais sucesso em seguir com a vida podiam até continuar a sonhar com seus ex-parceiros, mas não tinham mais uma reação negativa a esses sonhos.[3] Elas haviam se tornado emocionalmente neutras quando o ex aparecia em seus sonhos. A diferença emocional era libertadora e permitia a essas mulheres superarem o divórcio. Sonhar com um ex não era sinal de saudade nem de arrependimento. A emoção, e não o conteúdo do sonho, era a chave para entender esses pensamentos.

Curiosamente, os pesquisadores constataram que as sonhadoras capazes de lidar bem com o fim de um casamento têm uma probabilidade maior de recordar seus sonhos. É possível que a lembrança dos sonhos aumente seu potencial terapêutico ao permitir ao sonhador pensar neles durante o dia.

Essas participantes do estudo estavam tentando processar uma ocorrência emocional sem precedentes em sua vida. Recordar a indiferença que sentiam no sonho em relação ao ex-parceiro ou parceira podia ser catártico.

Eu poderia defender que a terapia verbal mimetiza os sonhos ao proporcionar um ambiente seguro para podermos nos expressar, refletir sobre diferentes situações hipotéticas e explorar nossas emoções. O conteúdo dos sonhos também pode ser um tópico de discussão válido em terapia, não por revelar desejos reprimidos como especulou Freud, mas por expor emoções verdadeiras. Clara Hill, uma influente professora de psicologia na Universidade de Maryland, hoje aposentada, defendia que os sonhos ajudam as pessoas a compreenderem mais profundamente a si mesmas, uma vez que são pessoais e podem ser "intrigantes, aterrorizantes, criativos e recorrentes".[4] No entanto, Hill reconhecia que os terapeutas muitas vezes se sentem despreparados para lidar com os sonhos dos clientes, porque esse assunto não faz parte de sua formação.

Além do poder terapêutico potencial dos sonhos em si, nossa química cerebral passa por mudanças benéficas quando estamos experimentando nossos sonhos mais carregados de emoção. Durante o sono REM, o cérebro desliga a adrenalina, substância química que ativa a ansiedade. Não existe nenhuma outra hora do dia em que isso aconteça. Assim, sonhar pode funcionar como uma espécie de terapia de exposição, atenuando a intensidade emocional das experiências oníricas. Consequentemente, as pessoas relatam menos emoções negativas após dormirem e sonharem.

Compartilhar os próprios sonhos gera intimidade

Como os sonhos proporcionam uma visão íntima de nosso mundo interior, compartilhá-los pode ser um sinal de confiança, vulnerabilidade e intimidade emocional. Talvez por isso os estudos tenham demonstrado que compartilhar sonhos com seu parceiro ou parceira pode ser uma excelente maneira de melhorar o relacionamento. Os sonhos também têm a vantagem de ser simbólicos, não literais, o que nos permite discutir nossos sentimentos e questões familiares de forma aberta, sem culpa, sem acusações, sem disputas de poder e sem ninguém ficar na defensiva. Como a intimidade emocional e a satisfação com o relacionamento andam de mãos dadas, parece natural que compartilhar sonhos tenha um efeito positivo num relacionamento. Poucas experiências são tão íntimas e potencialmente reveladoras.

Um dos estudos comparou casais que compartilhavam acontecimentos do seu dia durante meia hora, três vezes por semana, com casais que compartilhavam seus sonhos durante meia hora, três vezes por semana.[5] Ambos os grupos relataram um aumento na intimidade e na satisfação conjugal, mas a pontuação de intimidade do grupo dos sonhos foi significativamente mais alta. Num exemplo revelador, os dois membros do casal numa união de mais de 10 anos relatavam uma necessidade de mais intimidade. O marido sentia que era inteiramente aberto com a esposa, mas ela não se sentia emocionalmente ligada a ele. Ao compartilhar seus sonhos, o marido revelou uma outra faceta. Durante o dia ele era um homem reservado e sério; nos sonhos, era efusivo e rebelde. Esses sonhos deixaram os dois empolgados e deram vida nova ao seu casamento.

Uma assistente social numa prisão feminina de segurança máxima nos Estados Unidos iniciou um grupo de sonhos semanal e constatou que compartilhar sonhos gerava um sentimento de confiança, comunidade e conexão entre as detentas.[6] Poder compartilhar sonhos também as ajudava a expressar emoções sem medo de ficarem constrangidas e a lidar com as dificuldades da vida no cárcere. Uma das detentas disse que o grupo a ajudava a entender como acontecimentos do seu passado a tinham levado a ser presa. Outra declarou: "Gosto do grupo porque é um espaço seguro para compartilhar as coisas. As pessoas vêm com a mente aberta e não te julgam. Elas te apoiam e apoiam seus sonhos."

Pesquisadores da Universidade de Swansea, no Reino Unido, estudaram os benefícios de grupos de sonhos como esse.[7] Eles constataram que compartilhar e debater um sonho pode conduzir a insights importantes sobre a vida desperta das pessoas, que não poderiam ter sido alcançados sem o auxílio de um grupo. Esse tipo de apoio também gerava empatia com quem sonhava e uma conexão social entre quem estava compartilhando o sonho e quem ouvia.

Montague Ullman foi um psiquiatra que criou o Laboratório de Sonhos do Centro Médico Maimonides, no Brooklyn, Nova York, e promoveu os benefícios de grupos de compartilhamento de sonhos.[8] Ele desenvolveu um protocolo para esses grupos que também pode ser usado por parceiros num relacionamento.

O primeiro passo é o sonhador relatar seu sonho por completo, sem qualquer interpretação. Se houver algum personagem no sonho, o sonhador diz se é uma pessoa real ou não e, se for, qual é sua relação com ela.

Em seguida, cada integrante do grupo se pergunta: "Se esse sonho fosse meu, eu me sentiria..." e "Se esse sonho fosse meu, os símbolos me fariam pensar em..." Eles fazem isso sem olhar nem falar diretamente com a pessoa que sonhou. Segundo Ullman, isso tanto indica que os integrantes do grupo estão levando o sonho a sério, quanto às vezes pode produzir uma observação útil para o sonhador, que então é convidado a responder.

Por fim, o grupo pode fazer perguntas à pessoa que sonhou e ajudá-la a encontrar conexões entre seu sonho e sua vida desperta e o significado potencial do sonho. Ullman sugere que as habilidades mais importantes de um grupo de sonhos são saber escutar e fazer perguntas que resultem em informações relevantes.

Grupos de sonhos proporcionam uma oportunidade de construir um senso de comunidade e compreensão em torno de nosso ato mais íntimo, o sonho. Compartilhar detalhes permite aos outros nos compreender de um jeito novo, assim como compreender nossos próprios sonhos significa entender a nós mesmos. Na minha opinião, essas duas coisas fazem parte de uma vida plenamente vivida.

Como os sonhos avaliam a depressão e o vício

A depressão afeta nossa forma de ver o mundo, nossa motivação e nossa disposição, é claro. Durante o dia, ela pode nos inundar com sentimentos de desespero, vazio e desesperança. À noite, esse fardo emocional potencialmente avassalador pode contagiar nossa vida onírica.

De modo nada surpreendente, as imagens presentes nos sonhos de pessoas deprimidas tendem a ser sombrias. Até mesmo alguém que simplesmente esteja triste durante as horas de vigília, mas não clinicamente deprimido, tende a ter mais emoções negativas em seus sonhos. Da mesma forma, pessoas que relatam disposições desagradáveis enquanto despertas vivenciam um conteúdo mais agressivo, mais emoções negativas e mais infortúnios em seus sonhos.

Os sonhos também podem funcionar como um termômetro do bem-estar psicológico. Eles podem transmitir um alerta funesto para pessoas com casos graves de depressão. Alguém acometido por um transtorno depressivo grave tem pesadelos com mais do dobro da frequência de alguém que não esteja clinicamente deprimido. O mecanismo molecular por trás disso não está claro.

Mais preocupante, porém, é o fato de os pesadelos aumentarem o risco de suicídio ou de tentativas de suicídio em pessoas com depressão. Um estudo que examinou os sonhos de indivíduos não deprimidos, pacientes deprimidos e pacientes suicidas constatou que as narrativas oníricas eram um potente indicador para prever comportamentos suicidas. Os sonhos dos pacientes suicidas tinham uma frequência maior de cenas de violência, sangue e assassinato. Entre os adolescentes, pesadelos frequentes já foram associados a tentativas de suicídio posteriores e comportamentos de automutilação, o que apresenta uma oportunidade crucial para a intervenção precoce.

A depressão também modifica de maneira surpreendente nossa forma de dormir e de sonhar. Nas pessoas deprimidas, a arquitetura do sono é alterada. Há menos tempo em sono profundo antes da chegada do sono REM e um aumento na duração e na intensidade emocional do sono REM. Com o uso de técnicas de imagens não invasivas como a ressonância magnética funcional, que mede mudanças no fluxo sanguíneo associadas à atividade cerebral, pesquisadores encontraram diferenças entre os centros límbicos do cérebro em pacientes não deprimidos e deprimidos. Os centros límbicos do cérebro, responsáveis pelas emoções, são mais ativos durante o sono REM do que na vigília em todas as pessoas, mas ainda mais nas deprimidas.

Os sonhos REM na depressão costumam se tornar mais negativos a cada ciclo de 90 minutos de sono, talvez pelo fato de esses sonhos se concentrarem nas lembranças negativas, tornando-se um circuito negativo de ansiedade e medo. Talvez por isso pacientes deprimidos muitas vezes tenham dificuldade especial pela manhã, não devido a perturbações no sono, mas sim ao ambiente emocional negativo de seu último sonho antes do despertar.

Algumas pessoas com depressão na verdade relatam se sentirem melhor após ficarem um tempo sem dormir – pelo menos uma noite. A pesquisadora Rosalind Cartwright tentou descobrir se encurtar o sono REM poderia ajudar pessoas clinicamente deprimidas.[9] Se despertarmos a maioria das pessoas no meio de seus sonhos vívidos, elas se mostram cansadas e irritadiças ao acordar no dia seguinte. Se interrompermos o sono REM de pessoas clinicamente deprimidas, sua disposição e seus níveis de energia na verdade se mostram melhores pela manhã. Como você talvez se lembre, em pessoas não deprimidas os sonhos podem funcionar como uma espécie de terapia noturna, atenuando as emoções negativas. Essa função do sonho parece não ocorrer em pessoas com depressão. Cartwright concluiu que interromper os sonhos com grande carga emocional de pessoas com depressão talvez os impeça de chegar a seus desfechos negativos.

No entanto, os achados de Cartwright não oferecem uma receita para tratar a depressão apenas por meio da modificação do sono. Na prática, encurtar o sono REM seria muito difícil fora de um laboratório do sono. Além disso, o cérebro sente falta do sono REM quando é privado dele. Assim que temos oportunidade de dormir para valer, compensamos o REM perdido e os sonhos perdidos que o acompanham.

Sonhos também podem nos proporcionar indícios importantes relacionados a vícios. Sonhos com bebida alcoólica ou drogas são comuns entre adictos em início de recuperação, em especial aqueles com um histórico mais extenso de problemas com abuso de substâncias. Na verdade, no início da abstinência, sonhos desse tipo são mais frequentes. É como se esses sonhos estivessem satisfazendo a fissura que o indivíduo não satisfaz mais em sua vida desperta. Esses sonhos podem ser perturbadores e gerar sentimentos intensos de medo, culpa e remorso – até o momento em que a pessoa em recuperação acorda. Os sonhos com bebida e com drogas em geral diminuem à medida que a fissura vai diminuindo.

Você poderia supor que o fato de um adicto sonhar que voltou a usar é um mau sinal, mas na verdade é justamente o contrário. Sonhar com bebida alcoólica ou drogas é considerado um bom sinal no prognóstico de pessoas em recuperação. Sentir alívio com o fato de toda a situação ter sido apenas um sonho assinala uma mudança de perspectiva. Isso é especialmente verdadeiro quando o indivíduo se recusa a usar drogas ou beber mesmo no sonho. Um brasileiro em recuperação do vício em crack fez a seguinte descrição: "Eu sabia que não podia usar a droga no sonho. Pegava a droga na mão, mas dava para outra pessoa. Então é legal meu inconsciente estar mudando meu modo de pensar e de agir. Eu inclusive acordo feliz por saber que não fumei a pedra nem no sonho."[10]

Os sonhos podem nos alertar sobre futuras doenças cerebrais

Embora isso raramente seja abordado pelos médicos com seus pacientes, a disfunção dos sonhos também faz parte dos capítulos finais da doença de Parkinson. Embora o sinal mais óbvio dessa doença seja a piora de sintomas físicos, como perda de equilíbrio e de coordenação motora, incapacidade de andar sem ajuda e voz baixa que não termina as frases, quase 80% dos pacientes com demência por Parkinson apresentam pesadelos intensos. E pesadelos cheios de ação e agressivos podem ser o primeiro sinal da fase final e incapacitante da doença.

Como vimos anteriormente, esses pacientes muitas vezes também relatam o retorno de animais como personagens de seus sonhos, algo que costuma acontecer com crianças. E, assim como nos sonhos infantis, os animais dos sonhos não são seus animais de estimação nem animais domesticados, mas animais selvagens. O retorno dos personagens animais à medida que o cérebro se deteriora me leva a pensar se isso representaria a volta a uma versão mais primitiva de nós mesmos, ao cérebro com o qual os humanos viviam não 30 mil anos atrás, mas 30 mil gerações atrás. Será que tanto o cérebro em desenvolvimento quanto o cérebro em senescência sonham com animais como uma herança cognitiva de nossos antepassados, de uma época de evolução cerebral acelerada em que os animais e os primeiros humanos coexistiam? Não é uma pergunta tão sem pé nem cabeça assim. Alguns transtornos do sonho, como os pesadelos, podem se concentrar em determinadas famílias e são geneticamente transmissíveis.

Enquanto o transtorno do comportamento de encenação de sonhos (DEB) em homens de meia-idade conduz quase inevitavelmente à doença de Parkinson, mudanças nos padrões dos sonhos também podem ser um alerta em relação ao agravamento de sintomas em outra doença bem mais prevalente na qual a mente e o cérebro se deterioram: o Alzheimer.

Graças ao uso de novas técnicas de imagem, nós hoje conseguimos criar uma espécie de mapa térmico correlacionado à atividade metabólica no cérebro para medir o consumo de energia. Quanto mais energia estiver sendo consumida, mais ativa está essa parte do cérebro. Os mapas térmicos mostram em vermelho as áreas com grande atividade, enquanto as áreas inativas aparecem em azul. Em pacientes com Alzheimer, os pesquisadores constataram algo impressionante. As áreas do cérebro que apareciam em azul no mapa térmico, ou seja, as regiões adormecidas, coincidiam com a Rede da Imaginação. Atrofiada pela doença de Alzheimer, essa rede tem dificuldade para se tornar ativa. Pode ser que isso tenha influência quando os pacientes de Alzheimer dormem.

Mas será que a doença de Alzheimer conduz à perda dos sonhos ou é a perda dos sonhos que conduz à doença de Alzheimer? Será que um aspecto afeta o outro numa espiral descendente? Alguns cientistas estão agora fazendo a seguinte pergunta: será que a falta de sonhos poderia exacerbar a degenerescência cerebral? Outros foram mais longe ainda, e sugeriram que o Alzheimer em si poderia ser uma doença de sonhos perdidos: junto com a perda de memória, essa enfermidade resulta também na perda da regulação emocional – um processo para o qual os sonhos contribuem todas as noites. Assim, a mim parece ser possível que a degenerescência dos sonhos afete a regulação emocional dos pacientes com Alzheimer. Devido aos danos à memória associados à doença, talvez nunca consigamos determinar se esses pacientes estão sonhando menos, recordando menos seus sonhos ou as duas coisas, uma vez que o cérebro e a mente são inseparáveis e recíprocos.

O vínculo entre nossos sonhos e quem somos está ainda mais entrelaçado em pessoas com transtorno dissociativo de identidade, antes chamado de transtorno de múltiplas personalidades. O transtorno dissociativo de identidade é uma doença mental na qual um indivíduo tem personalidades distintas e singulares que controlam seu comportamento em diferentes momentos. Na verdade essas personalidades, chamadas de *alters*, com frequência aparecem como personagens em sonho antes de passarem a controlar o comportamento da pessoa durante a vigília. Esses personagens de sonhos poderiam ser considerados protótipos, um teste para os *alters* que vão surgir durante o dia.

Exames de imagem de pacientes que apresentam múltiplas personalidades revelam cérebros intactos e íntegros, sugerindo que os *alters* não são produto de alguma divisão ou fissura literal no cérebro. Curiosamente, já realizei cirurgias nas quais tive que "separar" os hemisférios esquerdo e direito do cérebro, ou mesmo remover um hemisfério inteiro, e esses pacientes não relataram sonhos alterados, muito menos novas identidades. Os *alters* no transtorno dissociativo de identidade são algo extremamente intrigante, que não se limita a uma anomalia fisiológica. Eles são uma criação do sonhador.

Pessoas com transtorno dissociativo de identidade podem sonhar de formas diferentes. Às vezes, um *alter* aparece no sonho de outro. A psicóloga Deirdre Barrett estudou como diferentes *alters* podem lembrar do mesmo sonho de perspectivas diferentes.[11] Por exemplo: uma paciente descreveu um sonho no qual ela era uma menininha encolhida debaixo da cama, com medo de alguém lhe fazer mal. Outro *alter* se lembrou do mesmo sonho, mas ela era uma outra criança que tentava distrair a menininha assustada, enquanto um terceiro ameaçava a menininha debaixo da cama.

A esquizofrenia é um transtorno grave, que leva as pessoas a interpretarem a realidade de maneira anormal – e também pode se revelar nos sonhos. Pessoas com esquizofrenia podem ouvir vozes ou ter a sensação de que alguém as está perseguindo, e essa visão perturbada e distorcida do mundo se transfere para sua paisagem onírica. Os relatos de sonhos dos esquizofrênicos são realmente apavorantes. Eles podem ser repletos de agressividade e sadismo, muitas vezes com imagens de mutilação. Três quartos dos personagens que aparecem nos sonhos da maioria das pessoas são indivíduos que reconhecemos pessoalmente ou por meio de seu papel social, como por exemplo um caixa do banco, uma professora ou um amigo. Já os sonhos de quem sofre de esquizofrenia são povoados por uma quantidade muito maior de desconhecidos, muitas vezes do sexo masculino e que aparecem em bando. À medida que os pacientes com esquizofrenia são tratados com medicamentos antipsicóticos e seu estado clínico melhora, seus sonhos se tornam menos assustadores e mais positivos em termos emocionais, embora eles ainda relatem ver mais desconhecidos em seus sonhos.

Dados todos os indícios de que os sonhos podem proporcionar pistas para nossa saúde física, inclusive para o avanço da doença de Alzheimer, do transtorno dissociativo de identidade e da esquizofrenia, considero intrigante que os médicos não perguntem aos pacientes sobre seus sonhos como parte rotineira de uma avaliação médica.

Quando os sonhos nos ferem

Um pesadelo ocasional é algo comum, que pode ser causado por estresse ou ansiedade. Eles são em grande medida inofensivos, nos fazem despertar e nos metem medo, mas não costumam afetar nossa saúde nem nosso bem-estar geral. Já os sonhos que fazem parte de um transtorno do pesadelo são diferentes. Trata-se de pesadelos recorrentes e perturbadores, que interferem na nossa rotina diurna. Eles são tão perturbadores e frequentes que algumas pessoas começam a ter medo de ir dormir. Esses pesadelos são motivo de preocupação e devem ser abordados com seu médico ou terapeuta. Caso contrário, existe o risco de eles virem a causar uma espiral de insônia, sonolência diurna e ansiedade.

Pesadelos podem ser um termômetro de nosso bem-estar emocional. Se começarmos a ter pesadelos frequentes quando antes tínhamos poucos, isso é algo em que devemos prestar atenção. Se o padrão dos nossos pesadelos mudar de repente, isso também é motivo de preocupação. Esses pesadelos podem ser um alerta de algo mais sério afetando nossa saúde mental, como por exemplo uma depressão. Estima-se que um terço dos pacientes psiquiátricos tenham pesadelos frequentes. Prestar atenção nesses sonhos, na minha opinião, não é diferente de prestar atenção em dores de cabeça. Se antes tínhamos apenas uma dor de cabeça ocasional e passamos a ter dores de cabeça frequentes, isso é algo que deve ser informado ao médico.

Quase três quartos das pessoas com TEPT têm pesadelos frequentes. Ao contrário da febre que acompanha uma infecção e da dor que vem junto com uma lesão física, os pesadelos não são apenas um sintoma do TEPT – eles podem causar verdadeiros danos emocionais.

Uma das características típicas do TEPT são sonhos recorrentes que reproduzem o acontecimento traumático e costumam vir acompanhados de medo, raiva ou tristeza à noite, e de hipersensibilidade e ansiedade durante o dia. Os pesadelos que se manifestam como sintomas do TEPT são diferentes dos comuns, que podem ser benéficos e até mesmo desempenhar um papel fundamental no desenvolvimento infantil, conforme discutimos no Capítulo 2. Bessel Van der Kolk, o psiquiatra e autor de *O corpo guarda as marcas*, afirma que o trauma não tem a ver com o passado, mas com a maneira como ele vive dentro de nós, e que "os sonhos em si podem ser traumáticos para quem sonha".[12] Em outras palavras, sonhar com um acontecimento pode retraumatizar o sonhador. Os indícios disso são claros. Durante os pesadelos, nossos batimentos cardíacos e nossa respiração se aceleram como se estivéssemos vivenciando o acontecimento em si. As partes do cérebro ativadas durante os sonhos são as mesmas que reagiriam caso estivéssemos acordados. Por exemplo, quando corremos nos sonhos, o córtex motor se ativa. Quando sentimos medo, a amígdala se ativa.

Por outro lado, os sonhos também têm o poder de reformular acontecimentos traumáticos ao longo do tempo de uma forma terapêutica. Quase todo mundo passa por algum trauma durante a vida, mas a gama de nossas respostas tanto na vida desperta quanto na vida onírica é imensa. Alguns de nós conseguem dar a volta por cima após um trauma – como um acidente de trânsito, a perda súbita de um ente querido ou ser vítima de algum crime – graças a uma reação psicológica chamada crescimento pós-traumático. Outras pessoas não se saem tão bem. Para saber se estamos lidando bem com um trauma, podemos prestar atenção em nossos sonhos e determinar se eles são simbólicos ou realistas.

Como o foco emocional de alguém que acabou de passar por um trauma é óbvio, sobreviventes de algum trauma agudo recente são os participantes ideais para uma pesquisa sobre sonhos. O pesquisador americano Ernest Hartmann registrou séries de sonhos de 40 indivíduos que se encaixam nessa descrição, por um período de duas semanas a dois anos.[13] O que ele constatou foi que a cura do trauma costuma envolver passar de sonhos mais literais a outros, visualmente representados de alguma outra forma. Os sonhos deixam de ser reencenações ou cópias próximas do acontecimento e se tornam narrativas simbólicas.

Um sonho muito comum na esteira de um trauma é com a maré. Ele foi relatado por vítimas de todo tipo de trauma. Segundo Hartmann, a narrativa onírica é a seguinte: "Eu estava andando numa praia com um amigo, não sei direito quem, quando de repente uma onda gigantesca de 10 metros nos varria. Eu ficava me debatendo dentro d'água. Não sei se conseguia sair. Aí eu acordava." Hartmann constatou que os sobreviventes de um trauma relatam também serem levados por um tufão. Os quatro primeiros sonhos de uma mulher após uma agressão brutal foram ser atacada por uma gangue, ser sufocada por uma cortina, estar nos trilhos de um trem que se aproximava e ficar presa num tufão. Por mais perturbadores que fossem, esses sonhos eram um sinal de cura.

Com o tempo, à medida que o trauma se torna menos imediato e o impacto emocional do ocorrido vai mudando, as imagens de nossos sonhos também mudam. Sonhos que começam apresentando um contexto de medo ou pavor podem se modificar e passar a incorporar o desamparo e a vulnerabilidade, o que pode ser representado pelo sonho com um pequeno animal morrendo na beira de uma estrada ou com a cena de andar por um vasto descampado sem ter onde se abrigar num temporal. Então vêm os sonhos nos quais a imagem central representa a culpa do sobrevivente, e por fim a tristeza.

É notável, dados os traumas pelos quais a maioria de nós vai passar em algum momento da vida, que nem todo mundo acabe desenvolvendo um TEPT. As variáveis que determinam quem desenvolverá TEPT após a exposição a um acontecimento traumático permanecem um mistério. Isso dificulta, e talvez até torne impossível, prever quem será incapaz de se livrar de lembranças traumáticas e dos pesadelos que as acompanham e quem seguirá em frente. No entanto, uma descoberta recente da neurobiologia identificou uma única molécula, a neurotensina, que poderia funcionar como uma espécie de interruptor molecular.

Hao Li, pesquisador do Instituto Salk de Estudos Biológicos, no sul da Califórnia, liderou uma equipe que estudou como as lembranças positivas e negativas são codificadas.[14] Os pesquisadores concluíram que a neurotensina determina na hora se uma lembrança será codificada como negativa ou positiva pela amígdala, a parte do cérebro responsável por marcar as lembranças emocionalmente. O achado de que um neurotransmissor é capaz de marcar de maneira indelével uma experiência talvez abra caminho para compreendermos a base biológica do TEPT. Pode ser que esse transtorno seja resultado de uma sobrecarga de sinais negativos no cérebro causada pela neurotensina. Se for assim, ela poderia oferecer um vislumbre de um novo tratamento. É empolgante pensar que, modulando a neurotensina, talvez possamos tratar a repetição traumática de lembranças negativas do TEPT.

Se não forem controlados, os pesadelos podem levar as pessoas acometidas por doenças mentais a um lugar muito sombrio. Eles têm o potencial de escapar do mundo dos sonhos e entrar na vida desperta na forma de surtos psicóticos. Num relato de caso, um homem de 78 anos internado após uma tentativa de suicídio vinha sofrendo com pesadelos havia três anos. O sonho era sempre o mesmo: um homem brandindo um machado e acompanhado por cachorros grandes o perseguia. O sonho era tão aterrorizante que o paciente começou a evitar dormir. Nas duas semanas anteriores à internação, acordara repetidas vezes com alucinações auditivas e visuais em que apareciam o homem e seus cães. Por fim, tentara se matar com um machado para "concluir o trabalho do tal homem". Já houve outros casos relatados em que os pesadelos acabam virando surtos psicóticos, o que destaca não só quão fluida pode ser a ligação entre nossa vida onírica e a vida desperta, mas também o caráter surrealista e penetrante dos pesadelos.

Os sonhos podem nos tornar inteiros

Nos sonhos, podemos nos tornar inteiros de um jeito inesperado... e às vezes impossível. Em seu corpo onírico, pessoas amputadas relatam ter todos os membros outra vez. Os braços e pernas perdidos são recuperados. Muito embora o cérebro adormecido não receba sinais dos membros amputados, o cérebro que sonha consegue usar esses membros não existentes como se eles nunca tivessem sido perdidos.

Em diversos estudos, pessoas amputadas relatam sonhar com cenas que seriam impossíveis no mundo desperto. Um homem com um braço amputado sonhou que matava um mosquito com as duas mãos. Outro que mudava de marcha ao volante de uma Ferrari Terrarossa e mais tarde servia uma bebida para um amigo segurando a garrafa na mão direita e uma taça na esquerda. Uma mulher cuja maior parte da perna fora amputada sonhou estar fugindo de um avião que voava baixo demais.

Quando os sonhos nos tornam inteiros, o que acontece na paisagem onírica chega a ser mágico. Duas mulheres cadeirantes devido a lesões crônicas da medula relataram de forma independente algo espantoso. Ambas contaram que sua cadeira aparecia em seus sonhos. Só que elas raramente estavam sentadas nela. Em seus sonhos, elas preferiam empurrar a cadeira vazia.

Para pacientes com Parkinson e comportamento de encenação de sonhos, os sonhos permitem superar as limitações de seu corpo da vigília. Desafiando qualquer lógica científica, eles apresentam algo denominado cinesia paradoxal. Durante o dia, seus braços e pernas podem ser rígidos e contraídos, seus movimentos lentos e quase ossificados. Não é por falta de força de vontade. Os sinais do cérebro para o corpo estão se perdendo pouco a pouco. Quando esses pacientes de Parkinson sonham e encenam seus sonhos, mexendo-se no sono, seus movimentos não são lentos nem entrecortados como se poderia imaginar. Eles conseguem se mover de modo rápido e fluido. Os tremores, a fraqueza e a rigidez que apresentam durante o dia desaparecem. Sua voz também se transforma. Baixa e trêmula durante o dia, ela soa alta e nítida quando eles gritam durante o sono. O que está por trás dessa cinesia paradoxal ainda permanece um enigma.

À medida que aprendemos mais sobre a neurociência dos sonhos, estamos aprendendo também sobre o potencial físico e mental que só os sonhos revelam e liberam. Não são apenas nossa imaginação, nossas narrativas e nossos relacionamentos que não conhecem limites em nossa paisagem onírica. O cérebro que sonha tem outros poderes.

Desde que conheci aquele paciente, quase 25 anos atrás, dediquei minha vida e meus estudos ao cuidado e à investigação do cérebro humano – da pessoa humana – a partir de perspectivas científicas variadas. Quanto mais fui aprendendo, maior se tornou minha admiração e meu assombro diante do mistério da nossa mente.

Uma dessas capacidades, a de acordar dentro de nossos sonhos e controlar a direção dos acontecimentos oníricos, parece mais magia do que ciência. Apesar de ser descrita há muitos milênios, somente nesta década conseguimos investigar e provar cientificamente que nosso cérebro de fato pode estar sonhando... e ao mesmo tempo parcialmente acordado.

6

Sonhos lúcidos: Entre a vigília e o sonho

Em 1975, um experimento abalou o campo da neurociência.[1] Seu objetivo era nada menos do que revolucionar nossa compreensão da vigília, do sono e do sonhar: mostrar que os sonhadores podiam se tornar conscientes de si mesmos enquanto ainda sonhavam, e fazer isso comunicando-se com o mundo exterior. Em outras palavras: provar que os sonhos lúcidos existem.

Um participante chamado Alan Worsley tinha adormecido num laboratório do sono da Inglaterra depois de receber instruções muito precisas.[2] Quando tivesse consciência de estar sonhando, ele deveria mover os olhos para a frente e para trás... enquanto ainda estivesse dentro do sonho. Para mostrar que os movimentos de seus olhos não eram aleatórios, ele foi instruído a movê-los lentamente num padrão esquerda-direita-esquerda-direita, de um modo que ensaiara quando acordado. Esses movimentos oculares deliberados seriam impossíveis de confundir com os movimentos erráticos do sono REM.

Os comandos se concentravam nos olhos porque os músculos ficam paralisados durante o sono REM, menos os que controlam os movimentos oculares e a respiração. É como se as pessoas que sonham sofressem com aqueles casos raros de síndrome do encarceramento, nos quais uma lesão cerebral catastrófica deixa a pessoa paralisada dos olhos para baixo, capaz de se comunicar apenas por piscadas ou movimentos oculares. Era uma tentativa audaciosa, mas o pesquisador, Keith Hearne, sabia que afirmações ousadas precisam de provas significativas. E mesmo diante de movimentos deliberados, um cientista adequadamente cético deveria perguntar: como seria possível saber que a pessoa não acordou por um tempinho só para mover os olhos de maneira ritmada?

É uma pergunta legítima, porém já prevista. Como o couro cabeludo do participante estava equipado com dezenas de eletrodos, Hearne pôde registrar a assinatura elétrica do sono ao longo de todo o experimento, identificando picos de atividade elétrica chamados fusos de sono, impossíveis de simular. O conjunto de eletrodos que media a atividade elétrica nos músculos do participante mostrou atonia, uma paralisia quase total do corpo. Essa é outra métrica de atividade elétrica – ou falta dela –, que tampouco pode ser simulada.

O que é um sonho lúcido? É a experiência de sonhar e *saber* que se está sonhando. Ter um sonho lúcido é adentrar um paradoxo que parece mais místico do que real, uma dupla consciência que abarca a paisagem onírica vívida e desprovida de lógica e também a compreensão de que você, a pessoa que está sonhando, é ao mesmo tempo criador e personagem desse mundo imaginado. Em alguns casos, pessoas com sonhos lúcidos conseguem levá-los um passo além e controlar a ação do sonho numa espécie de navegação de sonho em tempo real.

Os sonhos lúcidos não são nenhum tipo de aventura *new age* descoberta por hippies ou gurus. Eles existem desde a Antiguidade. Muito antes de Hearne e a ciência moderna se interessarem pelo assunto, esse fenômeno já era bem conhecido. Aristóteles fez referência aos sonhos lúcidos em seu tratado do século IV a.C. *Dos sonhos*. Ele escreveu: "Muitas vezes, quando se está dormindo, há algo na consciência que declara que o que então se apresenta não passa de um sonho."

Apesar de séculos de relatos de sonhos lúcidos, a comunidade de neurociência em sua maioria via com ceticismo as alegações relacionadas aos sonhos lúcidos – e eu também. Por definição, os sonhos acontecem fora da nossa percepção consciente. Talvez as pessoas que pensam estar tendo sonhos lúcidos estejam simplesmente sonhando que estão lúcidas, como um sonho dentro de um sonho. Ou talvez tenham acordado por breves instantes, depois voltado a dormir e ficado com a impressão equivocada de terem estado conscientes dentro do sonho. Talvez não estivessem dormindo ainda ou estivessem no meio do processo de despertar, e o que pensaram ser um sonho lúcido fosse mais uma espécie de visão semidesperta.

O outro problema com o qual os pesquisadores se depararam foi: mesmo que os sonhos lúcidos fossem possíveis, como provar esse fato? Afinal, como demonstrar de modo objetivo que alguém está tendo um sonho lúcido sem acordar a pessoa? E, uma vez acordada a pessoa, seria preciso confiar totalmente em suas lembranças subjetivas. Como Hearne bem sabia, alguns participantes de experimentos querem muito agradar. Eles podem simplesmente relatar terem tido um sonho lúcido só por acharem que é isso que o pesquisador deseja ouvir. Igualmente problemático: se o sonhador continuasse adormecido e o corpo estivesse paralisado durante o sono REM, como seria possível comunicar que havia começado a ter um sonho lúcido?

Durante anos, os pesquisadores haviam testado métodos variados para permitir a comunicação de pessoas que estivessem tendo sonhos lúcidos. Um deles tentou fazê-las levantar um dedo. Outros tentaram fazê-las realizar outros pequenos movimentos ou acionar um microinterruptor pregado em suas mãos com fita adesiva. Nenhum desses métodos deu certo. A paralisia do sono REM não pode ser superada por nenhum treinamento nem pela mera força de vontade – movimentos como esses são simplesmente impossíveis. Lembre-se: durante o sono REM, o corpo fica paralisado dos olhos para baixo. Foi o pesquisador Keith Hearne, na época apenas um aluno de pós-graduação, quem se deu conta de que os movimentos dos olhos talvez fossem a chave.

Hearne era um pesquisador iniciante, um candidato improvável para inaugurar um novo campo da neurociência do sonho. Ele encontrou Worsley, o participante de seu teste, por acaso. O homem de 37 anos ajudou Hearne e sua esposa a fazerem a mudança para uma casa nova e comentou por alto que tinha sonhos lúcidos e acabou se oferecendo como voluntário.

Na época, nos laboratórios do sono já se usava um aparelho chamado eletro-oculograma para medir os movimentos oculares e detectar o começo do sono REM. O dispositivo funciona pelo posicionando de eletrodos na pele junto ao canto de cada olho. Quando os olhos se mexem, mesmo sob pálpebras fechadas, ocorre uma mudança no sinal elétrico. Os resultados são registrados num computador ou, como era o caso quando Hearne conduziu sua experiência, em linhas traçadas num rolo de papel.

Em geral, durante o sono REM, os movimentos oculares são aleatórios. Não há nenhum padrão definido no gráfico do eletro-oculograma. Por isso Worsley foi solicitado a mexer os olhos para a frente e para trás. Esses movimentos oculares deliberados não poderiam ser confundidos com os movimentos oculares incidentais do sono REM e se destacariam dos rabiscos indistintos produzidos no gráfico do eletro-oculograma.

Na primeira noite em que Hearne testou sua ideia de que as pessoas que têm sonhos lúcidos poderiam sinalizar isso usando movimentos oculares, a noite passou sem um sinal sequer de Worsley. Pouco depois das oito da manhã, ele achou que a experiência houvesse fracassado e já estava dobrando o papel do gráfico quando Worsley de repente teve um sonho lúcido e tentou sinalizar. Mas já era tarde. O equipamento já tinha sido desligado.

Uma semana depois, fez outra tentativa. Mais uma vez, Worsley teve um sonho lúcido pouco depois das oito da manhã, só que dessa vez Hearne estava preparado. Os movimentos oculares produziram grandes e distintos zigue-zagues no rolo de papel do eletro-oculograma. Hearne ficou observando, impressionado. Segundos antes, ele quase pegou no sono enquanto observava os traços de tinta no papel, já que ficara acordado a noite inteira monitorando o equipamento de gravação. O que viu no gráfico o fez se levantar na hora, pois sabia que estava testemunhando um acontecimento histórico. Mais tarde, escreveu ter ficado tão entusiasmado que era como se os sinais estivessem vindo de outro sistema solar.[3] Esse momento abriu caminho oficialmente para a exploração científica rigorosa dos sonhos lúcidos.

As longas linhas a subir e descer pelo papel do gráfico se transformariam em abalos sísmicos na comunidade da neurociência. Aquela era a primeira vez que alguém sinalizava em tempo real enquanto sonhava, provando que, pelo menos num caso, era possível estar acordado dentro de um sonho.

Mais de 2.500 anos depois de Aristóteles escrever sobre os sonhos lúcidos, Hearne publicou seus achados. Seu trabalho foi revisado por pares, contestado e aceito com relutância depois de outros pesquisadores validarem e expandirem seu trabalho com seus próprios testes de sonhos lúcidos

– todos usando os mesmos sinais oculares esquerda-direita-esquerda-direita introduzidos por Hearne. Isso se tornou o padrão-ouro para as pesquisas sobre sonhos lúcidos, uma espécie de código Morse hoje usado em experimentos de sono mundo afora. Num laboratório do sono, esquerda-direita-esquerda-direita significa "estou tendo um sonho lúcido".

Como surgem os sonhos lúcidos

Desde então, a compreensão científica dos sonhos lúcidos se expandiu e se sofisticou, dando origem ao que hoje é um campo científico gigantesco. Nas quatro décadas desde o experimento de Hearne, aprendemos muito sobre o tema, mas muita coisa permanece desconhecida. À medida que os pesquisadores se aprofundam mais nos mistérios dos sonhos lúcidos, experimentando diferentes técnicas de imagem e apresentando novos desafios às pessoas que os têm, eles também esperam aprender mais sobre o funcionamento do cérebro em si. É como se os sonhos lúcidos tivessem proporcionado uma nova janela para esse conhecimento, à qual não tínhamos acesso.

Quase todo mundo afirma já ter tido um sonho lúcido espontâneo ao menos uma vez na vida, e uma em cada cinco pessoas diz ter pelo menos um sonho lúcido por mês. Sonhos desse tipo parecem ser mais comuns em mulheres do que em homens, são mais frequentes em crianças e tendem a diminuir após a adolescência. Neles, é como se a consciência tivesse encontrado uma nova dimensão: um estado liminar, híbrido, no qual podemos estar sonhando porém acordados, ou acordados num devaneio.

Mas como os sonhos lúcidos são possíveis? Como um sonhador pode estar consciente de estar sonhando e continuar tecnicamente adormecido? E quando isso acontece, por que essa consciência não rompe o feitiço e o faz acordar? O que acontece no cérebro que permite à mente estar ao mesmo tempo parcialmente acordada e dormindo?

Como sabemos, durante os sonhos normais a Rede da Imaginação está ativa e a Rede Executiva, desligada. Como o córtex pré-frontal dorsolateral, a parte racional e cética de nosso cérebro, responsável pelo raciocínio, está inativa, nós não ficamos perturbados com a falta de realismo das narrativas oníricas. Além disso, num nível mais fundamental, também não temos consciência de estar sonhando, então habitamos plenamente a experiência onírica. Nos sonhos lúcidos, porém, algo acontece que rompe essa suspensão da descrença. Quem tem sonhos lúcidos costuma relatar um momento em que a cena do sonho fica tão irreal que a pessoa se dá conta de que deve estar sonhando. Experiências oníricas comuns capazes de desencadear sonhos lúcidos, ou "sinais oníricos", incluem emoções estranhas, ações impossíveis, corpos esquisitos ou que mudam de forma, ou então situações e ambientes bizarros. Mas o interessante é que essas estranhas ocorrências são mais ou menos normais nos sonhos.

Nesse caso, o que será que acontece no cérebro para desencadear esse salto de compreensão, essa clareza momentânea de que aquilo que o sonhador está vivenciando não passa de um sonho? Se os sonhos são bizarros de modo geral, que diferença na bizarrice pode se tornar um "sinal onírico"?

Não temos as respostas para essas perguntas, mas os pesquisadores encontraram diversas pistas que nos permitem entrever em que aspectos os sonhos lúcidos se diferenciam dos sonhos normais. Exames de imagem do cérebro, por exemplo, sugerem que a Rede Executiva talvez seja parcialmente religada durante os sonhos lúcidos. A maior parte do que sabemos cientificamente sobre os sonhos lúcidos vem de sinais elétricos registrados no couro cabeludo por um eletroencefalograma. Algo que se diferencia nesses registros de sonhos lúcidos pelo eletroencefalograma, em comparação com os sonhos normais, é uma intensificação das ondas cerebrais de frequência mais alta em partes do córtex pré-frontal. Como aprendemos no Capítulo 1, essa área abriga a parte lógica do cérebro, que normalmente desativamos ao sonhar.

Os pesquisadores também deram mais um passo para compreender o que pode dar início a um sonho lúcido. Usando a estimulação transcraniana – um procedimento não invasivo que envia um fraco sinal elétrico para a parte exterior do crânio e ativa diversas partes do córtex pré-frontal –, os cientistas descobriram que a eletricidade aumenta a lucidez, mesmo em pessoas sem experiência de sonhos lúcidos. A estimulação transcraniana é uma tecnologia em desenvolvimento para tratar distúrbios como depressão e enxaquecas, mas também esclareceu melhor o funcionamento do cérebro e da mente, de modo que não é absurdo pensar que um dia talvez possamos usar um aparelho para criar sonhos lúcidos quando quisermos.

Por enquanto, os sonhos lúcidos continuam a ser a seara de um número relativamente pequeno de pessoas, capazes de acessar com regularidade esse mundo duplo. Sonhos lúcidos são uma façanha mental espantosa, mas parecem ser frágeis e nem sempre plenamente acessíveis. Num experimento inteligente,[4] os pesquisadores pediram a pessoas com sonhos lúcidos para avaliarem uma cena acordadas, como um cômodo de casa, e realmente se concentrar nos detalhes. Quando tivessem sonhos lúcidos, elas deveriam modificar o ambiente onírico de modo a torná-lo parecido com essa cena lembrada. Essas "reafirmações" de sonhos eram tipicamente imprecisas, e mesmo que a pessoa que estava tendo o sonho lúcido estivesse consciente de suas falhas, estas perduravam. Eis como um dos participantes do teste descreveu seu sonho lúcido:

Eu abria a porta e a sala estava vazia... fechava a porta e tentava fazer as coisas ficarem como estavam na sala... fechava os olhos, pensava num objeto do qual pudesse lembrar, abria os olhos e ele aparecia. Primeiro foi a escrivaninha de madeira com as frutas... continuei fechando os olhos e tentando deixar a sala igualzinha, mas aí as coisas fugiram ao controle.

Esse participante nunca conseguiu recriar o cômodo de maneira correta em seu sonho lúcido, e outros se depararam com dificuldades parecidas.

Apesar da consciência que acompanha os sonhos lúcidos, seu corpo continua se comportando como se tudo que você está experimentando fosse real, como nos sonhos normais. Por exemplo, quando alguém está tendo um sonho lúcido e prende a respiração, seu corpo entra em apneia central. Quando a pessoa se exercita, sua frequência cardíaca se acelera. A respiração das pessoas que têm sonhos lúcidos fica mais acelerada quando elas sonham com sexo. A lucidez parece adentrar uma paisagem onírica normal, mas por algum motivo a consciência de estar sonhando não diminui a reação do corpo à narrativa do sonho. É isso que possibilita que a pessoa que tem sonhos lúcidos ao mesmo tempo tenha consciência de estar num sonho e experimente a reação visceral, de corpo inteiro, à experiência onírica.

Ao pensar sobre o tema, uma questão que vem à mente é se a paisagem onírica fica "diferente" depois que parte da consciência retorna. Uma resposta elegante foi sugerida por pesquisadores que não usaram nenhuma nova técnica de imagens ou outras tecnologias de ponta em seus estudos sobre os sonhos lúcidos. Em vez disso, eles usaram um monitor simples porém essencial usado nos estudos sobre o sono: o oculograma, que acompanha os movimentos oculares.

Se você estiver acordado e vir um bando de passarinhos voando ao longe, seus olhos acompanharão a revoada de maneira fluida e suave. Se você *imaginar* os mesmos passarinhos voando em seu campo de visão, seus olhos não se moverão de forma fluida. Haverá saltos entrecortados chamados *sacadas*. Quando sonhadores lúcidos imaginam o bando de passarinhos atravessando seu campo de visão, eles acompanham as aves com um movimento ocular fluido. Isso pode ser constatado pela movimentação de seus olhos, que mostra que eles estão inteiramente imersos no mundo onírico, acompanhando o voo como fariam com passarinhos de verdade. Se a consciência de que estavam tendo um sonho lúcido de alguma forma tornasse a experiência menos real e mais semelhante a um ato de imaginação, o movimento ocular produziria sacadas.

Mesmo com todas as pesquisas, não está claro por que temos sonhos lúcidos. Uma teoria sugere que os sonhos lúcidos representam um estado verdadeiramente híbrido, no qual a consciência do cérebro desperto é injetada no sono REM, possivelmente em decorrência do retorno de algum padrão específico de ondas cerebrais nos lobos frontais. Outra teoria tenta situar os sonhos lúcidos num espectro de consciência que inclui os sonhos, os devaneios e a vigília. Pelo menos por ora, todas essas teorias não passam de maneiras de conceituar uma estranha, e para alguns maravilhosa, novidade da vida onírica.

Como usar os sonhos lúcidos em nosso benefício

Ao longo da história, os sonhos lúcidos já foram uma forma de ampliar a espiritualidade, vistos pelas religiões como nada menos do que um portal para a iluminação e para o divino. No budismo, a prática espiritual tibetana do yoga dos sonhos busca usar os sonhos lúcidos para alcançar insight espiritual. Na verdade, considera-se que o sonho tem um potencial maior do que a vigília para a espiritualidade. Esses ensinamentos que existem há

1.200 anos aludem aos sonhos lúcidos como "o método que permite alcançar uma grande alegria", e aconselha os praticantes a "conhecerem os sonhos como sonhos e meditarem constantemente sobre seu profundo significado".[5]

Os povos ameríndios, os aborígines australianos e os monges cristãos também já valorizam a capacidade de controlar os sonhos lúcidos como um aspecto vital de sua jornada espiritual. Nesse estado, eles podem entrar em contato com seus antepassados, com seres espirituais ou com o divino.

Numa experiência interessante, sonhadores lúcidos foram orientados a formular uma frase que eles diriam em seus sonhos lúcidos para buscar o divino, como por exemplo: "Eu gostaria de ver como o universo funciona", e "Desejo ter uma experiência do divino". Eles repetiam essa frase durante o dia anterior. Isso propiciou sonhos lúcidos em que algumas pessoas relataram ter tido uma experiência do divino. Curiosamente, o divino vivenciado nesses sonhos correspondia às crenças que a pessoa tinha acordada. As que acreditavam que o divino era um ser tendiam a sonhar com a presença divina como um ser, ao passo que os outros sonhadores tiveram outros tipos de experiência do divino. Um deles relatou ter visto o divino como "uma imagem em movimento com vários círculos entrelaçados, como o mecanismo de um relógio. Ele se parece também com padrões de luz pulsante e sombras se movendo em círculos".

Mesmo quando não produzem experiências profundamente comoventes, experimentos como esse podem resultar numa sensação mais profunda e duradoura de bem-estar. Mais do que a espiritualidade, pesquisas mostram que uma imensa maioria dos sonhadores lúcidos acredita que essa habilidade é algo empoderador e acorda mais bem-disposta. Eles também afirmam que os sonhos contribuíram para sua saúde mental, inspirando-os a fazer mudanças benéficas em sua vida e a assumir o risco inerente a essas mudanças.

Considerando as impressões dos próprios sonhadores lúcidos, será que os sonhos lúcidos poderiam ser usados como ferramenta terapêutica? Será que a capacidade de conduzir parcialmente um sonho poderia ser usada para alterar o ambiente emocional do próprio sonho? Será que a reescrita de pesadelos seria possível não por meio da autossugestão, mas como uma forma de direcionamento de sonhos?

Na terapia de ensaio de imagens, pessoas que sofrem com pesadelos recorrentes podem literalmente reescrevê-los durante o dia para modificar o enredo e seu papel neles. Da mesma forma, se você puder alcançar a lucidez durante um pesadelo, será capaz de alterar o enredo e romper seu feitiço? É exatamente isso que Alan Worsley descreve ter aprendido a fazer quando era apenas um menino de 5 anos. Quando tinha um pesadelo, ele tomava consciência de estar sonhando e gritava: "Mãe!" como uma forma de se fazer acordar. Terapeutas já treinaram pessoas com pesadelos crônicos a sonhar lucidamente, e constataram que a prática ajuda. O benefício talvez vá além dos pesadelos e ajude também com a ansiedade e a depressão que os acompanham.

Na verdade, a pesquisadora alemã Ursula Voss descobriu que ensinar pessoas com TEPT a ter sonhos lúcidos as ajudava a aliviar os sintomas de várias maneiras.[6] Como aprendemos, uma das características do TEPT são pesadelos recorrentes que revisitam o acontecimento traumático, o que tem como efeito secundário deixar as pessoas que sofrem desse transtorno com medo de ir dormir. Empoderar as pessoas com TEPT para que elas sejam capazes de controlar seus pensamentos por meio dos sonhos lúcidos lhes permite modificar ou encerrar um pesadelo recorrente enquanto ele está acontecendo. Em vez de ser vítima nos próprios sonhos, elas podem chamar a polícia ou desarmar quem as esteja atacando. Voss conta a história de uma mulher que fez a pessoa que a estava traumatizando flutuar em seu sonho, provando assim que aquilo não era real. O poder de sonhar lucidamente dá a quem sofre de TEPT a autoconfiança necessária para não ter mais medo de ir dormir e pode tornar a pessoa mais otimista de que algum dia conseguirá lidar com o próprio trauma.

Os sonhos lúcidos também poderiam ter aplicações clínicas. Por exemplo, pesquisas relataram que eles poderiam ajudar pessoas ansiosas a enfrentarem seus medos ou fobias, como o medo de dirigir, de altura ou de aranhas.[7] Elas poderiam "treinar" dirigir, ficar paradas na beira de um prédio alto ou deixar aranhas inofensivas andarem sobre seu corpo num ambiente seguro, sabendo que tudo não passa de um sonho.

Como as partes do cérebro ativadas em sonho são as mesmas que seriam ativadas se estivéssemos realmente executando a ação, talvez os sonhos lúcidos possam beneficiar pessoas que sofreram um AVC ou algum ferimento grave. Será que poderiam ser uma modalidade nova e indolor da reabilitação? Abrir e fechar a mão num sonho lúcido gera a mesma ativação no córtex sensorial e motor que fazer isso durante a vigília. Se você estiver tentando se recuperar de uma lesão esportiva, seria interessante treinar num sonho lúcido.

Pessoas paralisadas ou de outra forma debilitadas também poderiam se beneficiar do poder de se movimentar livremente e à vontade, ainda que apenas em sonho. Quão libertador seria, para alguém cuja mobilidade é nula ou severamente limitada, assumir o controle do próprio sonho e correr ou pular? Da mesma forma, os sonhos lúcidos poderiam ser usados para ajudar pessoas num estado de coma parcial ou que sofrem da síndrome do encarceramento a se moverem para fora de si mesmas.

O potencial dos sonhos lúcidos não se limita a aplicações terapêuticas. Eles também podem ser usados para melhorar o desempenho. Muitos atletas usam a visualização mental enquanto despertos e lançam mão da imaginação para simular diferentes situações. Os sonhos podem ser mais um espaço para a neurossimulação. Atletas poderiam usá-los para praticar aspectos de suas modalidades que fossem muito perigosos, como por exemplo uma série de ginástica particularmente difícil ou desafiadora.

Pesquisas com atletas que usam os sonhos lúcidos para treinar habilidades específicas constataram que a maioria deles acreditava que isso os ajudava a ter uma melhora significativa na vida real, e alguns afirmaram que isso turbinava sua autoconfiança.[8] Um lutador de artes marciais relatou que os sonhos lúcidos o tinham ajudado a dominar uma combinação complexa de chutes – e ele ainda podia treinar a sequência sem qualquer risco de se lesionar. Outros atletas da pesquisa aproveitaram o espaço onírico para fazer coisas que não fariam no mundo real, como descidas de mountain bike ou saltos impossíveis de esqui alpino.

Melanie Schädlich, da Universidade de Heidelberg, na Alemanha, decidiu testar se a prática de sonhos lúcidos poderia melhorar o desempenho físico.[9] Ela pediu a sonhadores lúcidos que "lançassem" dardos e "jogassem" moedas em copinhos posicionados cada vez mais longe em seus sonhos. O que constatou foi que a prática nos sonhos realmente ajudava: aqueles que treinavam em sonho apresentavam melhora na vida real, contanto que não se distraíssem no sonho lúcido. Embora o estudo tenha sido relativamente pequeno, essa pode se transformar na próxima fronteira para os treinamentos esportivos. Os atletas não só poderiam treinar habilidades difíceis sem medo de lesões, mas os que já houvessem se lesionado poderiam "treinar" antes de estarem liberados para retornar a suas modalidades.

Schädlich e Daniel Erlacher também conduziram um estudo com musicistas sonhadores lúcidos.[10] Só que eles constataram que essas pessoas usavam os próprios sonhos não para melhorar sua técnica, mas para tocar por prazer e para se inspirar. Em entrevistas com quatro musicistas, os pesquisadores descobriram que os sonhos lúcidos traziam emoções positivas e turbinavam a autoconfiança. Dois deles disseram gostar particularmente de improvisar solos durante os sonhos.

Devido ao controle potencial que esse estado de consciência singular oferece, as possibilidades de promover a criatividade são imensas e vão além dos benefícios já encontrados nos sonhos normais. Para tirar pleno proveito do potencial criativo dos sonhos lúcidos, você pode fazer a si mesmo uma pergunta antes de ir se deitar, como faria se estivesse influenciando um sonho normal, só que agora poderia potencialmente assumir o controle. Os sonhos lúcidos têm a vantagem adicional de serem mais memoráveis do que um sonho típico. Num estudo de caso, um programador de computação relatou usar os sonhos lúcidos para ajudá-lo a projetar seus programas. Ele contou que conversava com Albert Einstein em seus sonhos sobre o que estava tentando fazer e, juntos, os dois desenhavam fluxogramas num quadro-negro até encontrarem uma solução.[11]

Usando esse estudo de caso como ponto de partida, pesquisadores da Universidade John Moores, em Liverpool, decidiram ver se nove sonhadores lúcidos se sairiam melhor na resolução de uma tarefa durante o sono em comparação com nove sonhadores não lúcidos.[12] Durante 10 dias consecutivos, toda noite às nove horas, eles recebiam um e-mail com a tarefa a ser realizada, e eram instruídos a solucionar um quebra-cabeça de lógica ou então a criar uma metáfora. Por exemplo, eles poderiam ter que encontrar a letra faltante numa sequência ou criar uma metáfora para frases como "uma nota de dinheiro boiando num rio" ou "um farol no deserto".

Os sonhadores lúcidos eram incentivados a acreditar que haveria alguém no seu sonho que "sabe as respostas para muitas perguntas e está disposto a ajudar", talvez alguém mais velho e sábio ou um guia de confiança. Pedia-se às pessoas que estavam sonhando que encontrassem essa figura. Se não conseguissem, elas eram orientadas a seguir em frente, virar à esquerda, encontrar uma porta, passar por ela e virar à direita. Essas instruções complexas tinham o objetivo de elevar as expectativas entre os sonhadores lúcidos de que eles iriam mesmo encontrar seus guias. Quando encontrassem, eram incentivados a pedir a esses personagens oníricos que solucionassem o problema recebido. Independentemente da resposta que recebessem, eles em seguida deveriam agradecer ao guia, acordar a si mesmos e anotar a resposta.

Quando os resultados chegaram, constatou-se que os guias oníricos não tinham muito talento para solucionar os quebra-cabeças. De 11 respostas dadas por eles durante o estudo, apenas uma estava correta. Como a Rede Executiva fica apenas parcialmente ativada durante os sonhos lúcidos, é bem possível que os quebra-cabeças fossem simplesmente difíceis demais para os sonhadores lúcidos – com ou sem guia.

Talvez esses guias imaginários tivessem se saído melhor se o desafio criativo, em vez de envolver palavras, fosse um problema visual. Por exemplo, Worsley, o participante do teste de Hearne, passou por experimentos que tendiam a envolver novas e desafiadoras formas de manipular o ambiente visual dos sonhos. Num de seus sonhos lúcidos, ele encontrava uma televisão, ligava-a, mudava de canal, e em seguida manipulava coisas como volume, saturação de cor ou a imagem na tela. Worsley afirma também ter tocado piano, atravessado paredes, criado uma chama estalando os dedos como um isqueiro e passado o braço através do para-brisa de um carro – tudo isso em seus sonhos lúcidos. Ele chegou a passar um dos antebraços por dentro do outro e a alongar partes do corpo, como o nariz e a língua, puxando-as delicadamente.

O artista britânico Dave Green desenha retratos de pessoas em seus sonhos lúcidos e os recria assim que acorda. Embora seja um praticante experiente, Green afirma encontrar dificuldades para criar obras de arte em seu espaço onírico: tudo no sonho está sempre em fluxo e pode se transformar em outra coisa a qualquer momento. Ele descreve o processo da seguinte forma: "Uma interação entre minha mente consciente e minha mente inconsciente, manifestando-se em tempo real."[13]

Worsley também disse que o estado de lucidez é tênue, mesmo para alguém acostumado a ter sonhos lúcidos. Segundo ele, o nível de lucidez pode mudar de um instante para o outro. Assim, pelo menos para Worsley, o mesmo sonho com duração de apenas alguns minutos pode ser ao mesmo tempo lúcido e não lúcido.

A nova fronteira dos sonhos lúcidos

Exceto pelos movimentos oculares para sinalizar o início de um sonho lúcido, os pesquisadores não têm qualquer sinal objetivo do que está acontecendo dentro de um sonho lúcido. E não é possível sinalizar quando um sonho lúcido termina. Pelo visto, a fragilidade dos sonhos lúcidos está relacionada à sua própria natureza, como um estado de consciência híbrido e delicado.

Ainda que os sonhos lúcidos tenham limitações, como seu caráter efêmero, os pesquisadores encontraram maneiras novas e inventivas de levá-los mais longe do que qualquer um julgava possível. Eles conseguiram treinar participantes, com frequência universitários sem qualquer experiência prévia com sonhos lúcidos, a reagirem a luzes piscantes durante o sono usando movimentos oculares esquerda-direita-esquerda-direita. Alguns inclusive são capazes de usar os movimentos oculares como um "carimbo de horário" quando estão começando ou terminando tarefas previamente combinadas. Isso por si só já é notável.

O fato absolutamente espantoso é que os pesquisadores e sonhadores agora conseguem estabelecer uma comunicação de mão dupla, com estímulos dos pesquisadores e reações de seus participantes adormecidos. Apenas poucos anos atrás, isso teria sido considerado impossível. Os sonhadores conseguem processar palavras ou sinais do mundo desperto ao mesmo tempo que permanecem mergulhados de maneira demonstrável no sono REM.

Com o corpo paralisado pelo sono REM, eles chegaram até mesmo a responder a perguntas do tipo "sim ou não" feitas pelos pesquisadores. Num dos estudos, o sonhador lúcido usou movimentos oculares para responder à pergunta: "Você fala espanhol?" Mais tarde, o participante relatou ter sonhado que estava numa festa na casa de alguém e que a pergunta parecera vir de fora, como o narrador de um filme.

Ainda não sabemos ao certo como tal coisa é possível, mas alguns relatos na literatura acadêmica permitem compreender melhor as possíveis bases neurobiológicas desses fenômenos. Num dos estudos de caso, uma mulher de 26 anos e um homem de 37 tiveram acidentes vasculares cerebrais no tálamo. Após os AVCs, ambos passaram a ter sonhos lúcidos frequentes. Esses sonhos ocorreram durante cerca de um mês nos dois e depois foram diminuindo, possivelmente à medida que o cérebro deles se curava. Será que os sonhos lúcidos desses pacientes poderiam ter sido causados por um mau funcionamento do mecanismo cerebral do despertar?

Lembre-se: quando estamos dormindo, não ficamos totalmente isolados do mundo à nossa volta. O que acontece é que um processo chamado controle talâmico permite que nosso corpo continue monitorando os sons ao redor para o caso de surgir algo alarmante ou fora do comum que indique perigo. Quando ruídos ou alguma outra informação sensorial é considerada um sinal de perigo, o tálamo transmite a informação para os lobos frontais, fazendo a pessoa despertar.

Talvez algo semelhante esteja ocorrendo no tálamo das pessoas saudáveis que têm sonhos lúcidos. Talvez luzes, sons e vozes normalmente filtrados e deixados de fora durante os sonhos estejam sendo vistos e ouvidos, ainda que pareçam estar incorporados ao ambiente onírico. Essa é a provável razão pela qual os sonhadores lúcidos conseguem ouvir perguntas dos pesquisadores como se estas estivessem chegando através de paredes ou de outras formas irreais.

Num experimento do Programa de Neurociência Cognitiva da Universidade Northwestern, a doutoranda Karen Konkoly conseguiu levar os sonhadores lúcidos a fazerem algo estarrecedor: solucionar problemas de matemática simples enquanto sonhavam.[14] Os sonhadores eram informados antecipadamente de que iriam solucionar problemas de matemática em seus sonhos e ensinados a sinalizar suas respostas. Um único movimento esquerda-direita dos olhos significava o número 1. Dois movimentos esquerda-direita significavam o número 2, e assim por diante.

Uma das sonhadoras lúcidas recebeu o estímulo 2 + 1. Ela disse que na hora estava vendo uma casa em seu sonho. Ela incorporou a pergunta às placas de numeração acima da porta de entrada, e sinalizou 3 movendo os olhos de um lado para o outro três vezes.

Como os sonhos não têm a mesma lógica da vigília, nem mesmo os sonhadores lúcidos questionam de onde está vindo a voz que lhes faz as **perguntas**.

Eles podem escutá-la vinda do teto ou então do rádio de um carro. Um dos participantes do teste sonhou que estava em sua aula de matemática.

No entanto, a comunicação de mão dupla entre pesquisador e sonhador lúcido está longe de ser perfeita. De 31 problemas de matemática, a equipe de Konkoly recebeu apenas seis respostas corretas; recebeu também uma resposta incorreta e cinco respostas ambíguas. Na maior parte do tempo, o sonhador lúcido nem sequer reagiu. Mesmo assim, trata-se de um nível de comunicação jamais alcançado e até recentemente considerado impossível.

Mas talvez você esteja se perguntando como os sonhadores lúcidos conseguiam fazer operações matemáticas durante o experimento. Como irá se lembrar, o cálculo é algo que a mente que sonha não consegue fazer. O fato de os participantes do teste terem conseguido fazer contas é um forte indício de que, num sonho lúcido, a Rede Executiva está ativada apenas o suficiente para permitir cálculos simples – e, quem sabe, para proporcionar autoconsciência e pensamento crítico suficientes para o sonhador ter consciência de estar sonhando. Esses achados são espantosos e talvez possam apontar para a única conclusão possível: o sonho lúcido representa uma forma distinta de cognição, um verdadeiro híbrido que combina a mente desperta e a sonhadora.

Se durante um sonho lúcido as pessoas conseguem solucionar corretamente problemas de matemática, o que mais poderiam fazer? Será que algum dia conseguiremos ouvir o que é dito dentro dos sonhos lúcidos? Embora pareça pouco plausível, pode ser que isso também esteja no horizonte.

Uma equipe de pesquisa decidiu ver se os sonhadores lúcidos conseguiam dizer "eu te amo" num sonho lúcido de uma forma que pudesse ser medida objetivamente.[15] Com base em pesquisas anteriores, isso deveria ser impossível. Mesmo que alguém conseguisse dizer essas palavras num sonho lúcido, como o sonhador poderia ir além de apenas sinalizar com um movimento esquerda-direita-esquerda-direita que a tarefa tinha sido cumprida? Como as palavras em si poderiam ser medidas?

Numa tentativa de decifrar o que estava acontecendo enquanto os sonhadores lúcidos dormiam, os pesquisadores registraram os pequenos movimentos faciais ao redor dos olhos que acompanhavam a enunciação das palavras "eu te amo" por cada um deles quando despertos. Esses músculos estão entre os poucos que não ficam paralisados durante o sonho.

Essas medições com os participantes em vigília funcionavam como uma espécie de assinatura fisiológica. De posse delas, os pesquisadores registravam os movimentos ao redor dos olhos dos sonhadores lúcidos adormecidos. Todos os quatro voluntários conseguiram dizer "eu te amo" num sonho lúcido, e as palavras pronunciadas por eles no sonho foram registradas em pequeníssimos movimentos musculares ao redor de seus olhos.

Esses sonhadores mostraram que os sonhos lúcidos não se limitam a reagir a estímulos dos pesquisadores. Eles têm o potencial de iniciar a própria comunicação. Pela primeira vez, estavam se comunicando com o mundo desperto a partir do mundo onírico por meio da linguagem falada, inaugurando talvez uma nova fronteira da neurociência.

A comunidade científica percorreu um longo caminho em pouco tempo no que diz respeito aos sonhos lúcidos, que há muito tempo não eram levados a sério pelos pesquisadores, considerados uma seara de místicos e charlatões. Hoje eles são abraçados como uma nova forma de consciência digna de estudos sérios. À medida que o ceticismo foi dando lugar ao entusiasmo, engenhosos experimentos vêm descobrindo novas formas de interagir com a mente que sonha, revelando assim novos aspectos do sonho e do sonhar. Além disso, os sonhos lúcidos não são algo possível apenas num laboratório do sono. Eles estão ao alcance de todos nós.

7

Como induzir sonhos lúcidos

Léon d'Hervey de Saint-Denys começou a registrar seus sonhos lúcidos com 13 anos e seguiu fazendo isso até ter preenchido 22 volumes com elaborados relatos de sonhos vivenciados em 1.946 noites distintas. No início, sua lembrança dos próprios sonhos era esporádica. Mas quanto mais os anotava, mais ele conseguia recordar. Na 179ª noite, já conseguia se lembrar do que tinha sonhado na maioria das noites. Não muito tempo depois, Saint-Denys teve seu primeiro sonho lúcido.

Na época, em meados do século XIX, os sonhos lúcidos não eram considerados possíveis. Esse nome nem sequer existia. Seis meses depois, porém, Saint-Denys estava tendo sonhos lúcidos em uma noite a cada cinco. Um ano depois, isso passara a acontecer em três de cada quatro noites.

Além de ter sonhos lúcidos frequentes, Saint-Denys aprendeu a controlá-los, e usou essas experiências para testar sua teoria de que os sonhos não eram produto de uma força sobrenatural ou externa, mas sim criados a partir das próprias lembranças de quem sonhava. Ele fazia uma pausa em seus sonhos lúcidos para estudar o entorno, depois os comparava à própria vida cotidiana. Saint-Denys também quis ver se era possível fazer num sonho lúcido algo que nunca tivesse feito quando acordado. Com esse objetivo em mente, ele pulou de uma janela, usou uma espada enfeitiçada para se defender de agressores mascarados e cortou a própria garganta com uma navalha.

Em 1867, decidiu compartilhar anonimamente o que havia aprendido com seu intenso estudo do sono e dos sonhos, e escreveu um guia para sonhos lúcidos, *Les Rêves et les Moyens de les Diriger: Observations Pratiques*, ou *Os sonhos e as maneiras de direcioná-los: Observações práticas*.

Há um século, uma mulher britânica chamada Mary Arnold-Forster seguiu os passos de Saint-Denys. Em seu livro *Studies in Dreams* (Estudos sobre sonhos), ela descreve como usou a autossugestão para ajudá-la a ter sonhos lúcidos. Quando ia dormir, dizia a si mesma para reparar nos sonhos que iria ter. Ela se tornou uma sonhadora lúcida experiente e gostava particularmente de voar, coisa que conseguia fazer dando um leve impulso ou salto com os pés.

Apenas um em cada cinco adultos relata ter pelo menos um único sonho lúcido por mês, e a porcentagem de pessoas que têm sonhos lúcidos semanais frequentes é muito baixa, provavelmente inferior a 10%. Mas essa parece ser uma habilidade cognitiva passível de ser buscada, treinada e despertada de forma intencional.

Nosso estilo de vida e nossos hobbies também podem influenciar a frequência com a qual temos sonhos lúcidos naturalmente. Por exemplo: pessoas que jogam videogames têm mais sonhos desse tipo do que as que não jogam. Talvez isso aconteça porque, tanto nesse cenário onírico quanto nos games, o participante controla uma realidade simulada. A consciência espacial dos gamers talvez também seja maior, o que poderia ajudá-los a produzir sonhos lúcidos. Os atletas também tendem a ter uma consciência espacial mais desenvolvida, e eles também têm uma probabilidade maior de ter sonhos lúcidos. Um estudo com atletas profissionais na Alemanha constatou que eles tinham o dobro de chance de ter esse tipo de sonho.[1] Mais impressionante ainda, a maioria não fazia qualquer esforço especial para ter sonhos lúcidos. Eles simplesmente aconteciam.

Durante minha atuação médica, determinados medicamentos usados em pacientes com declínio cognitivo, lesão cerebral ou em fase de recuperação após uma cirurgia no cérebro levaram a relatos de aumento tanto dos sonhos em geral quanto dos sonhos lúcidos, em especial os moduladores do neurotransmissor acetilcolina. Abordaremos esse assunto mais tarde.

Primeiro examinaremos as possíveis formas de induzir sonhos lúcidos sem o uso de remédios.

Como saber se você está tendo um sonho lúcido

Como Saint-Denys, os pesquisadores gastaram um bom tempo tentando bolar maneiras de aumentar as chances de os participantes de seus estudos terem sonhos lúcidos numa determinada noite. Eles têm um interesse profissional nisso: a falta de sonhos lúcidos no laboratório representa um desperdício de tempo e de recursos. Com esse incentivo, eles desenvolveram diversos métodos para induzir sonhos desse tipo que não exigem nada além da própria mente e possivelmente um despertador.

Os métodos se concentram em dois aspectos essenciais desse raro estado híbrido. O primeiro é o fato de o sonhador precisar estar em sono REM, pois é nele que os sonhos lúcidos costumam ocorrer. Várias técnicas de indução de sonhos lúcidos tentam aumentar a chance de o REM ocorrer o mais perto possível da vigília. O segundo aspecto essencial do treino é chegar à percepção de que se está sonhando.

Examinemos alguns dos métodos usados pelos pesquisadores para induzir sonhos lúcidos. O mais simples de todos se chama Teste de Realidade e se baseia no aspecto fundamental dos sonhos lúcidos: a capacidade de distinguir entre o estado de vigília e o estado de sonho. Essa consciência de estarmos sonhando serve de gatilho para a lucidez. Por exemplo, sonhadores lúcidos dizem ter se dado conta de que estavam sonhando ao verem um parente morto há muito tempo, ao perceberem estar numa casa que não existe mais ou ao se verem em alguma cena impossível.

O Teste de Realidade busca aumentar nossa consciência em relação aos estados de sono e vigília nos perguntando ao longo do dia: "Estou acordado ou estou sonhando?"

No entanto, se você se perguntar se está sonhando e a resposta parecer ser sim, como ter certeza? Pode ser que esteja apenas tendo um sonho dentro do sonho. Ou pode ser que tenha despertado, e esteja naquele espaço mental indistinto entre a vigília e o sono. No filme *A origem*, objetos chamados totens eram usados para diferenciar a realidade dos sonhos. Na nossa realidade não temos totens como no filme, mas os sonhadores lúcidos inventaram os próprios totens para revelar se estavam sonhando. Na verdade, nosso modo de recriar a realidade em sonho tem algumas falhas comuns e reveladoras.

Se você achar que está dentro de um sonho lúcido, concentre-se nas suas mãos. Por algum motivo, as mãos têm um aspecto estranho nos sonhos. Conte os dedos: pode ser que haja dedos em excesso ou dedos faltando, de repente a quantidade de dedos pode mudar. Sonhadores lúcidos falam sobre contar e recontar seus dedos e chegar a resultados diferentes a cada vez, ou então sobre a sensação de os dedos estarem emborrachados, como se não tivessem ossos, ou de haver dedos brotando de outros dedos. Esse estranho fenômeno já foi relatado por sonhadores lúcidos do mundo inteiro e de diferentes culturas.

Será que as mãos simplesmente exigem uma capacidade muito refinada de processamento mental? Afinal, a anatomia das mãos é extremamente complexa. Os dedos podem se mover de forma independente e nós somos capazes de segurar as coisas de modos muito específicos. As mãos também são imagens espelhadas uma da outra. Esse tipo de espelhamento esquerda-direita é comum na natureza, mas reproduzir visualmente as duas mãos com precisão não é fácil (basta perguntar a alguém que esteja fazendo uma aula de desenho).

Os sonhos tentam reproduzir a realidade a partir da nossa memória, sem a ajuda de algo que possamos olhar e copiar. Eles são uma simulação. Como se parecem muito com a vida real, nós esquecemos que são como efeitos especiais incríveis que nós mesmos criamos, produzidos nos centros audiovisuais de nosso cérebro. As mãos são o exemplo mais radical, mas elas não são a única coisa que temos dificuldade para recriar em sonho.

Existem outros aspectos nos quais os sonhos deixam a desejar no que diz respeito à reprodução da realidade; são indícios de que você está tendo um sonho lúcido. Especialistas em sonhos lúcidos sugerem que é possível fazer pressão num objeto sólido para ver se sua mão o atravessa ou verificar seu reflexo num espelho para ver se parece normal.

Outra pista pode ser encontrada em relógios de pulso ou de parede. Eles também tendem a ficar esquisitos nos sonhos. Relógios digitais podem ficar sem números, os números podem ser difíceis de ler ou se transformar de maneiras estranhas. Os ponteiros dos relógios analógicos também podem se mover ou mudar de maneiras bizarras.

Sonhos lúcidos iniciados em vigília

Uma segunda técnica desenvolvida para iniciar sonhos lúcidos se chama Sonhos Lúcidos Induzidos em Vigília (WILD, na sigla em inglês). A técnica WILD supõe passar da vigília diretamente para um sonho lúcido e talvez seja a mais difícil de dominar. Pesquisadores sugerem usá-la ao tirar um cochilo, ao se recolher para a noite ou ao voltar a dormir após ter despertado.

Essa técnica consiste em deitar, relaxar, permanecer imóvel e respirar lenta e profundamente até chegar ao estado de acesso ao sono. Como aprendemos no capítulo sobre sonhos e criatividade, esse é o estado de devaneio mental imediatamente anterior ao adormecer. Quando estiver nesse estado de acesso ao sono, tente manter a mente acordada à medida que seu corpo adormece. Para manter a vigilância mental quando estiver pegando no sono, você pode tentar uma preparação verbal, repetindo uma frase do tipo "eu vou ter um sonho lúcido" ou "eu vou me manter lúcido".

Outra abordagem da técnica WILD já relatada com sucesso é contar até dormir: "Um, estou sonhando. Dois, estou sonhando", e assim por diante. Defensores dessa abordagem dizem que também é possível concentrar-se no lento inspira-expira da sua respiração, nas imagens das alucinações pré-sono ou nas sensações físicas de quando estiver adormecendo, transferindo a atenção de uma parte do corpo para outra de modo sistemático.

A prática do yoga nidra vem usando o método WILD há muitos séculos. Os praticantes se deitam em shavasana, a postura do cadáver, depois vão movendo a atenção pelo próprio corpo, relaxando cada parte sucessivamente. Quando estão pegando no sono, visualizam a própria respiração com a intenção de manter a consciência mental ao alcançar a lucidez. Uma vez atingido esse estado, a meditação prossegue, tendo como objetivo uma experiência do divino.

A técnica WILD é basicamente o contrário de um sonho lúcido típico e espontâneo. Neste último, você está sonhando e percebe que tudo não passa de um sonho. Em outras palavras, o sonho vem primeiro, depois a lucidez. Já na WILD você tenta manter a lucidez à medida que adentra o estado de sonho.

Um experimento constatou que a WILD funcionava particularmente bem durante os cochilos se o sonhador acordasse duas horas mais cedo e depois tirasse um cochilo de duas horas ou no seu horário habitual de acordar, ou então duas horas após o seu horário de acordar. Esses dois horários de cochilo funcionavam bem para induzir sonhos lúcidos.

Nessa e em outras técnicas de sonhos lúcidos, calcula-se o tempo com base num ciclo de sono típico de 90 minutos, com o intuito de perturbar o sono pouco antes dos sonhos REM. O período de REM é mais curto no início da noite, quando dura cerca de 10 minutos, e vai se alongando à medida que a noite avança, podendo chegar a uma hora na última fase REM. É essa que proporciona a maior janela de oportunidade.

No Capítulo 1, vimos que pessoas privadas de sono REM entrarão imediatamente nessa fase do sono ao adormecerem. Assim, faz sentido que a técnica WILD consista em chegar quase no fim de uma noite completa de sono e acordar pouco antes da última e mais longa fase REM da noite. Quando o maior bloco de REM de toda a noite de sono é interrompido de propósito, a mente fica ansiosa para entrar direto em REM durante o período da soneca. Esse fenômeno se chama rebote do sono REM. Como os sonhos lúcidos ocorrem tipicamente durante o REM, essa estratégia aumenta muito as chances de sucesso com a WILD.

Como usar o poder da sugestão para ter sonhos lúcidos

Uma terceira técnica de sonhos lúcidos desenvolvida pelos pesquisadores se chama Indução Mnemônica de Sonhos Lúcidos (MILD, na sigla em inglês). Essa técnica combina o sono interrompido com a intenção declarada de entrar num sonho lúcido. Na MILD, você acorda após cinco horas de sono e, antes de voltar a dormir, repete a frase: "A próxima vez que sonhar, eu vou saber que estou sonhando" ou qualquer outra afirmação que deixe claras suas intenções. Você também pode se visualizar num sonho lúcido.

O principal fator capaz de prever se a técnica MILD irá ou não funcionar é a rapidez com que se volta a dormir. Num estudo, quase metade dos participantes teve sonhos lúcidos quando voltou a dormir em no máximo cinco minutos. Não está claro por que isso faz diferença, mas parece provável que esses sonhadores tenham voltado diretamente para o sono REM.

Se lhe parecer improvável que o simples fato de declarar suas intenções seja capaz de afetar seus sonhos, lembre-se: quem está sonhando é você. Por que não poderia influenciar os próprios sonhos? É parecido com tentar influenciar os próprios sonhos para se concentrar num determinado problema, pessoa ou tema afirmando em voz alta sua intenção ou anotando-a antes de dormir.

Antes de ir se deitar, o artista britânico Dave Green, de quem já falamos, usa rituais complexos para influenciar a própria mente a pintar em seu sonho lúcido. Ele pode meditar por 20 ou 30 minutos antes de ir se deitar, ou então ficar andando pelo quarto ensaiando as ações que pretende realizar no sonho. Num vídeo que descreve essa técnica, Green conta que deixa papel e caneta ao lado da cama e anota seu objetivo para o sonho lúcido. Segundo ele, esses rituais o ajudam a se concentrar no que planeja fazer enquanto sonha.

Uma técnica correlata, muitas vezes combinada com a técnica de indução mnemônica, chama-se Acordar e Voltar para a Cama (WBTB, na sigla em inglês). Você adormece, acorda cinco horas depois, permanece acordado entre 30 e 120 minutos, depois volta a dormir. O sono interrompido torna mais provável retomar o sono na parte REM do ciclo.

Sonhos lúcidos iniciados pelos sentidos: "Uma técnica muito misteriosa"

A SSILD (na sigla em inglês) talvez seja a primeira técnica de sonhos lúcidos a ter sido criada coletivamente. Ela foi apresentada num fórum chinês sobre sonhos lúcidos por um blogger que usa o nome Cosmic Iron, "ferro cósmico", embora na literatura científica seja identificado como Gary Zhang.[2] O nome com o qual ele batizou inicialmente o método foi 太玄功, cuja tradução literal é "uma técnica muito misteriosa". Mais tarde, ele passou a chamá-la de Sonhos Lúcidos Iniciados pelos Sentidos, para corresponder à convenção utilizada na denominação de outros métodos de indução de sonhos lúcidos. O objetivo de Zhang era elaborar uma técnica que fosse, nas suas palavras, "à prova de idiotas" e não demandasse qualquer visualização ou criatividade.

O método funciona da seguinte forma: primeiro, ponha o despertador para tocar quatro ou cinco horas após ir dormir. Quando o alarme soar, levante da cama por cinco a 10 minutos. Durante esse tempo, vá ao banheiro, ande pela casa, mas não faça nada que o desperte. Após voltar para a cama, deite-se numa posição confortável e comece a se concentrar em cada um dos sentidos. Foque primeiro na visão. Volte sua atenção para a escuridão atrás de suas pálpebras fechadas. Em seguida concentre-se na audição, embora seja provável não haver muito que escutar. Os praticantes que obtêm sucesso com essa técnica afirmam não tentar ativamente ouvir alguma coisa, mas simplesmente escutar de modo passivo, quase como numa meditação. Por fim, foque no tato. O que sente deitado na cama? O contato do corpo com o colchão. Com um lençol ou cobertor. É preciso observar passivamente o que se está sentindo. Um dos segredos dessa técnica parece ser não se esforçar demais.

Percorra o ciclo depressa umas três ou quatro vezes, para se aquecer, depois volte a percorrê-lo devagar mais três ou quatro vezes. Não tenha pressa, e passe no mínimo 30 segundos em cada etapa. Se a sua mente devanear, não reprima esses pensamentos. Se você se distrair, é só retornar ao início do ciclo. Quando tiver terminado, volte à sua posição mais confortável para dormir e pegue no sono o mais rápido possível.

Em estudos que avaliaram a eficácia desse método em comparação com outras técnicas mais estabelecidas, a SSILD se saiu muito bem. Na verdade, pesquisadores constataram que ela funciona tão bem quanto as técnicas elaboradas em laboratórios do sono para induzir a lucidez. Num dos estudos, durante a primeira semana de tentativas com a SSILD, um dos seis sonhadores conseguiu ter um sonho lúcido, o que foi considerado um resultado promissor. Um fato interessante é que falsos despertares parecem ser comuns nessa técnica, ou seja, o sonhador pensa ter acordado, mas continua sonhando.

Mas como funciona a SSILD? De que maneira concentrar a atenção na visão, na audição e no tato produz sonhos lúcidos? Assim como muitas questões relacionadas ao tema, a resposta não é clara. Talvez percorrer os sentidos intensifique a atividade da Rede Executiva enquanto você está pegando no sono, já que ela fica mais ativa do que nos sonhos normais, quando em geral fica desativada. Turbinar a Rede Executiva talvez possibilite a autoconsciência necessária para ter sonhos lúcidos.

Outra explicação possível é que prestar atenção em imagens, sons e sensações físicas poderia funcionar como uma espécie de Teste de Realidade, alertando os sonhadores quando eles entram no sonho.

Técnica de indução combinada

Num artigo publicado na revista *Consciousness and Cognition*, uma equipe de pesquisa alemã chefiada por Kristoffer Appel conseguiu fazer novatos terem sonhos lúcidos em duas noites num laboratório do sono.[3] Os sonhos lúcidos não foram autodeclarados, mas sim confirmados pelo sinal esquerda-direita-esquerda-direita – uma taxa de sucesso fenomenal.

A técnica usada foi a seguinte: após os participantes passarem entre cinco horas e meia e seis horas dormindo e terem ficado num período de 15 minutos no sono REM, os pesquisadores os acordavam. Isso tinha como objetivo aumentar as chances de eles recordarem o sonho que estavam tendo e de retomarem o sono em REM quando voltassem a dormir.

Os participantes permaneciam acordados por uma hora. Durante esse tempo, continuavam na cama e escreviam um relato sobre o sonho que tinham acabado de ter. Em seguida eram instruídos a se levantar, sentar num sofá e anotar os "sinais oníricos" no relato, que consistiam nos aspectos do sonho que teriam sido nada plausíveis ou impossíveis na vida desperta.

Os participantes então categorizavam esses sinais. Correspondiam a alguma ação improvável ou impossível? Por causa da forma? Do contexto? Essa tarefa durava de 30 a 45 minutos. A ideia era sensibilizar os participantes para os elementos oníricos que indicariam que eles estavam sonhando e que desencadeariam a tomada de consciência que produz um sonho lúcido. O objetivo final, claro, era que essa atenção às diferenças entre sonho e realidade se mantivesse fresca na mente no momento em que eles voltassem a dormir.

Antes de voltarem para a cama, os participantes mais uma vez deviam recordar seu sonho anterior. Ao fazerem isso, toda vez que se deparassem com um sinal onírico, deveriam imaginar que percebiam estar sonhando. Por fim, eles ensaiavam mentalmente, repetindo a frase: "Da próxima vez que estiver sonhando, eu vou me lembrar de reconhecer que estou sonhando." Os participantes voltavam para a cama e as luzes eram apagadas exatamente 60 minutos após terem acordado. Eles continuavam repetindo a frase mentalmente até pegarem no sono.

Na primeira noite do estudo, cinco dos 20 participantes tiveram um sonho lúcido confirmado com o sinal esquerda-direita-esquerda-direita. Na noite seguinte, cinco dos outros 15 participantes tiveram um sonho lúcido. Lembre-se: essas pessoas eram iniciantes. Embora seja complexa, essa é uma técnica que pode muito bem ser reproduzida em casa.

O processo de indução de sonhos lúcidos precisa ser tão complexo assim? Saint-Denys não precisava passar por esse complexo passo a passo para ter sonhos lúcidos na maioria das noites. No entanto, se refletirmos sobre os seus métodos, ele recorria a muitos dos mesmos elementos que os participantes do laboratório: anotava os próprios sonhos e refletia sobre quais partes deles eram realistas e quais só poderiam ter ocorrido dentro de um sonho. Ao fazer isso, seu cérebro se sensibilizava para estar alerta a sinais oníricos que despertariam nele a consciência de que estava sonhando.

No entanto, o modo como a mente comunica ao cérebro que está sonhando ao reconhecer um sinal onírico permanece desconhecido. O que Saint-Denys escreveu quase dois séculos atrás ainda é válido nos dias de hoje: "Sabemos demasiado pouco sobre as misteriosas amarras que prendem a mente ao corpo físico."

Cerca de um terço das pessoas que têm sonhos lúcidos consegue controlá-los. Voar, conversar com personagens dentro do sonho e ter relações sexuais estão entre as três ações preferidas desse seleto grupo de especialistas em sonhos lúcidos. Outras ações planejadas muito apreciadas incluem encontrar personagens específicos, praticar esportes e modificar a cena ou a paisagem. Quando é um sonhador lúcido capaz de controlar a ação, você ao mesmo tempo produz, dirige e estrela seu próprio filme.

Substâncias que ajudam a induzir sonhos lúcidos

Além das diferentes técnicas para induzir sonhos lúcidos, será que existem medicamentos ou outras substâncias capazes de aumentar nossa probabilidade de tê-los? É comum pensar que drogas psicodélicas como cogumelos, ayahuasca e LSD produzem uma experiência onírica e surreal, mas na realidade elas não provocam sonhos de verdade. Posso afirmar isso com segurança, porque a ativação das redes cerebrais nessas duas experiências é diferente. Em comparação com o sonho, nas experiências psicodélicas a Rede da Imaginação está menos ativada. Isso não significa que essas experiências não sejam criativas ou profundas, mas elas têm mais aspectos em comum com estados dissociativos, nos quais a pessoa tem a sensação de estar flutuando fora do corpo. As substâncias psicodélicas podem produzir algo chamado dissolução do ego. Em sua forma mais potente, podem ajudar pacientes com câncer a lidar com o diagnóstico e oferecer outras aplicações ligadas à saúde mental, mas sua experiência não deve ser confundida com o sonhar.

Existe, porém, um medicamento que comprovadamente induz sonhos lúcidos: a galantamina. A galantamina aumenta os níveis cerebrais de acetilcolina, neurotransmissor essencial para a memória e o pensamento. Em pessoas com demência, pode melhorar a capacidade de pensar e retardar a perda de função cognitiva.

Ela também afeta os sonhos, reduzindo o intervalo entre o início do sono e o primeiro período REM – conhecido como latência do sono REM. Além disso, aumenta a densidade do sono REM, ou a intensidade dos movimentos oculares que nele ocorrem. Uma densidade maior de sono REM corresponde a sonhos mais intensos. Assim, a galantamina está associada a sonhos mais bizarros.

Para testar se essa substância ajuda a induzir os sonhos lúcidos, Stephen LaBerge, do Instituto de Lucidez do Havaí, conduziu um estudo duplo-cego comparando três dosagens diferentes de galantamina com um placebo.[4] Nem os pesquisadores nem os participantes do estudo sabiam quem estava tomando galantamina e quem estava tomando um comprimido de açúcar. Em três noites consecutivas, os participantes do estudo foram acordados após quatro horas e meia de sono, tomaram os comprimidos, depois ficaram fora da cama por mais 30 minutos. Então se deitaram outra vez e usaram a técnica de Indução Mnemônica de Sonhos Lúcidos (MILD) ao voltarem a dormir.

Os resultados foram radicais. A dose de 4mg de galantamina teve uma eficácia duas vezes maior do que o placebo, ao passo que a dose de 8mg teve uma eficácia três vezes maior. Quase metade dos participantes que tomaram a dose mais alta conseguiu ter um sonho lúcido. Quando uma dose mais alta produz resultados mais expressivos, isso se chama reação dose-dependente, o que constitui um forte indício de causalidade. Além disso, independentemente de os participantes terem sonhos lúcidos ou normais, o medicamento aumentou também a lembrança desses sonhos, que eram mais vívidos e complexos, com mais emoções positivas associadas a eles.

Assim, o efeito da galantamina era mais pronunciado quando os sonhos eram lúcidos. Embora não saibamos exatamente como essa substância aumenta a ocorrência desses sonhos, é possível que um aumento nos níveis de acetilcolina no cérebro intensifique a ativação na parte da Rede Executiva que é redespertada durante os sonhos lúcidos.

Culturas originárias usam suplementos e minerais para intensificar os sonhos há muitas gerações. No México e na América Central, a erva *Calea zacatechichi* é valorizada como um tratamento tradicional para um grande leque de males, desde dor de estômago até diabetes e doenças de pele, além de ser usada em rituais de sonho. Em Oaxaca, no México, folhas secas de *Calea zacatechichi* são fumadas por xamãs chontal dispostos a suportar os efeitos colaterais potenciais, como perda de equilíbrio, engulhos e vômitos, para auxiliar a "viagem" onírica em busca de mensagens divinas. Na África, videntes xhosa procuram raízes medicinais chamadas *ubulawu* para provocar sonhos vívidos ou lúcidos. Uma delas, a *Silene capensis*, perfumada flor branca que se abre à noite na primavera e no outono, é usada para induzir sonhos potentes na esperança de que possam trazer mensagens dos antepassados.

Tecnologias para sonhos lúcidos

Gadgets como faixas de cabeça, máscaras tapa-olhos e smartwatches especiais estão hoje sendo anunciados como formas de nos ajudar a ter sonhos lúcidos, alguns dos quais já estão disponíveis no mercado. Esses dispositivos são projetados para funcionar identificando quando a pessoa está em sono REM. Alguns fazem isso diretamente, procurando movimentos oculares, enquanto outros usam a frequência cardíaca e dados de acelerômetro para deduzir que o corpo está em sono REM. Como ficamos paralisados durante essa fase, o acelerômetro não detecta movimento algum. E como experimentamos nossas atividades oníricas como se elas fossem reais, nossos batimentos cardíacos se aceleram. Combinando esses dois dados, é possível determinar se alguém entrou em sono REM.

Após determinarem que você está em sono REM, esses aparelhos tentam produzir sinais sutis, sinais oníricos, para avisar que você está sonhando. Eles usam sinais hápticos como uma vibração, um sinal sonoro ou um sinal visual como luzes piscantes. Um deles chega a tocar uma gravação da sua própria voz dizendo: "Eu estou sonhando." Se a sinalização funcionar, essas vibrações, sons ou luzes podem conseguir ultrapassar o controle talâmico do cérebro (que impede a entrada da maior parte dos sinais externos durante o sono) em geral sem acordar a pessoa. Esses sinais servem como estímulos que desencadeiam a lucidez e podem ser incorporados suavemente ao sonho à medida que o indivíduo adentra o mundo dos sonhos lúcidos.

Antes de esses gadgets se tornarem amplamente disponíveis, aparelhos de sinalização semelhantes foram testados em laboratórios do sono. Num teste do uso de luzes para induzir sonhos lúcidos, esse recurso foi utilizado nos participantes do estudo em noites alternadas, sem o conhecimento deles, para eliminar qualquer potencial efeito placebo. Dos sonhos lúcidos relatados, dois terços deles ocorreram nas noites em que houve estimulação por sinais luminosos.[5]

Para que os sinais funcionem, porém, é bom que os sonhadores passem por uma preparação mental prévia. Em laboratórios do sono, os sinais – que podem consistir numa leve luz piscante ou em algumas notas tocadas por um violino – são mostrados aos participantes antes de eles irem dormir. Ao receberem esse sinal, eles são instruídos a fazer um teste de realidade: estou acordado ou dormindo? Em seguida são instruídos a tomar consciência de forma crítica e a reparar se a sua experiência está diferente de uma experiência desperta normal.

Em geral, o despertar se origina no tronco cerebral. Quando estamos dormindo, o tálamo avisa a Rede Executiva se precisarmos acordar. É esse circuito de verificação interno, de dentro para fora, que é contornado pelos aparelhos que emitem sinais para alertar que a pessoa entrou em sono REM. O sinal consegue passar pelo controle talâmico sem nos acordar.

Mas e se fosse possível fazer uma engenharia reversa no mecanismo que faz o corpo despertar? E se, em vez de ocorrer de dentro para fora, ele ocorresse de fora para dentro?

É exatamente isso que os pesquisadores estão tentando fazer usando técnicas de estimulação cerebral não invasivas. A estimulação transcraniana, sobre a qual já aprendemos (ver página 126), já se mostrou capaz de aumentar a autoconsciência durante os sonhos, embora os indícios de que isso possa produzir sonhos lúcidos sejam escassos, ao menos por ora. À medida que nossa compreensão da neurofisiologia dos sonhos lúcidos for se expandindo, parece razoável pensar que os pesquisadores um dia conseguirão identificar a frequência correta e os pontos exatos no cérebro que devem ser estimulados para que tenhamos sonhos lúcidos.

A falta de resultados até aqui não desanimou os estudiosos em busca de uma forma não invasiva de provocar sonhos lúcidos de modo confiável. Pesquisadores do mundo inteiro estão correndo para encontrá-la. Sérgio A. Mota-Rolim e seus colegas, da Universidade Federal do Rio Grande do Norte, no Brasil, argumentam que pode haver mais de um ponto de entrada para os sonhos lúcidos, e que cada porta conduziria a uma experiência distinta: controle em primeira pessoa, imagem corporal em terceira pessoa ou aumento da vivacidade visual.[6] No momento em que este texto está sendo escrito, essa misteriosa chave para os sonhos lúcidos ainda não foi encontrada.

De modo geral, os sonhos lúcidos são considerados uma experiência positiva que proporciona oportunidades únicas para a criatividade, para a resolução de problemas e até mesmo para o treinamento de habilidades que conduzam a melhorias de vida. Sonhadores lúcidos afirmam que a experiência aumenta sua disposição quando despertos e que se sentem revigorados na manhã seguinte. No entanto, é importante lembrar que a maioria das técnicas de indução de sonhos lúcidos envolve a interrupção do sono. Por definição, isso tem o potencial de fragmentar o sono e, em última instância, perturbar sua arquitetura. Se a pessoa não tomar cuidado, essas técnicas também podem diminuir sua quantidade total de sono. Ao mesmo tempo, os sonhos lúcidos são capazes de transportá-la para um estado de consciência realmente singular, na surreal interseção entre os sonhos e a autoconsciência.

8

O futuro dos sonhos

Ao longo de duas décadas, o pesquisador japonês Yukiyasu Kamitani vem chegando cada vez mais perto de conseguir decodificar um sonho e transformá-lo em vídeo.[1] Começando com um algoritmo de computador capaz de decodificar dados de imagens do cérebro para determinar se alguém viu um padrão de linhas vertical, horizontal, inclinado para a esquerda ou para a direita, Kamitani e sua equipe hoje podem dizer com segurança com que você estava sonhando pouco antes de acordar. Era com uma pessoa? Com uma árvore? Com um animal? Seu algoritmo de computador é sofisticado o suficiente para saber.

Não foi algo fácil de alcançar. Para recriar imagens visuais com base apenas no fluxo sanguíneo cerebral em tempo real e na atividade elétrica na superfície do cérebro, Kamitani e seus colegas da Universidade de Kyoto registram a atividade cerebral representada por voxels – que são pixels tridimensionais – e os processam usando uma rede neural profunda, uma técnica de aprendizado de máquina capaz de realizar tarefas computacionais incrivelmente complexas. Com uma rede desse tipo, o processamento de todas essas informações se torna cada vez mais eficiente à medida que o computador vai encontrando padrões em meio à grande quantidade de dados. Usando um computador ultrapotente, as informações são então montadas por um algoritmo de reconstrução.

Kamitani reuniu muitos dados de sonhos fazendo exames de ressonância magnética nas pessoas para registrar a atividade metabólica do cérebro em tempo real ao mesmo tempo que um EEG registra a atividade elétrica. O participante é acordado repetidas vezes bem na hora em que está pegando no sono, naquele estado de acesso ao sono visualmente rico no qual a mente começa a vagar livremente. Toda vez que o participante é acordado, um técnico do laboratório pergunta se ele viu algo antes de acordar. O participante pode relatar ter visto um avião, uma menina ou uma caixa-preta, por exemplo. Essas imagens são então correlacionadas com a atividade cerebral que estava ocorrendo no momento, e o participante então é instruído a voltar a dormir. Quando isso acontece um número suficiente de vezes, os algoritmos de aprendizado de máquina começam a encontrar correlações entre o que está acontecendo no cérebro e as imagens relatadas pelos participantes.

Tirando proveito dos avanços colossais da inteligência artificial, outros pesquisadores mundo afora também abraçaram esse esforço de traduzir a atividade cerebral em imagens visuais. Consequentemente, a decodificação de sinais neurais está se tornando cada vez mais precisa. É totalmente concebível que, na próxima década ou algo assim, possamos pegar a atividade cerebral de alguém que está sonhando e traduzi-la numa reprodução visual do sonho.

No laboratório de neurociência cognitiva de Jack Gallant, por exemplo, na Universidade da Califórnia em Berkeley, ele e outros pesquisadores conseguiram na última década decodificar a atividade cerebral de pessoas assistindo a trailers de filmes.[2] Unicamente a partir de imagens do cérebro, eles conseguem decifrar com um grau espantoso de precisão o que a pessoa está assistindo. A atividade cerebral de um dos participantes que assistiu a um trailer de *Noivas em guerra* foi corretamente classificada como "mulher falando".

Em vez de basear sua análise num mapa tridimensional do cérebro, Gallant "achata" esse órgão, deixando os dois hemisférios cerebrais parecidos com algo que lembra imagens espelhadas de um mapa da Austrália. Nesse mapa, ele acompanha 100 mil pontos do córtex cerebral, buscando relações entre o que o cérebro está fazendo e o que a pessoa está assistindo.

Especificamente, ele se concentra no córtex visual, que está representado perto do centro desse mapa achatado do cérebro. Uma atividade cerebral acima do normal aparece em vermelho, enquanto uma atividade menor aparece em azul.

O laboratório de Gallant começou a decodificar a mente ouvindo histórias ou lendo transcrições dessas histórias. Usando dados de imagens obtidas por ressonância magnética, os pesquisadores conseguiram criar um mapa funcional correlacionando conceitos das histórias com atividades cerebrais específicas. Mas isso não é tão simples quanto pregar uma tachinha num mapa. Cada conceito ativa dezenas de áreas cerebrais. Apesar do desafio, pesquisadores do laboratório de Gallant hoje conseguem distinguir, com base apenas na atividade do cérebro, se alguém está lendo ou escutando algo relacionado ao tempo, a um lugar, a uma pessoa, a uma parte do corpo ou a uma relação familiar, se a experiência é tátil ou violenta, se a história se concentra em informações visuais como textura ou cor.

O mais fascinante nesse complexo mapeamento é que essas são as mesmas conexões semânticas que a mente sonhadora segue.[3] Quando você pensa num objeto como um carro, por exemplo, pode pensar no carro que tem, no que sabe sobre a história dos carros ou em como dirigir um carro. Talvez possa pensar no carro em que aprendeu a dirigir, em outros meios de transporte ou em andar de carro com seu pai ou sua mãe quando criança. Dependendo daquilo em que você pensar, uma área diferente do cérebro será ativada, relacionada à memória procedimental, à memória episódica, à memória semântica e à memória afetiva.

Mesmo assim, ainda temos um longo caminho pela frente antes de os sonhos poderem ser decodificados com precisão. Um dos desafios é que cada pessoa tem o cérebro um pouquinho diferente. Isso é algo que eu vejo o tempo inteiro na sala de cirurgia. As estruturas finas do cérebro podem estar situadas mais ou menos na mesma região, mas sempre existem pequenas variações. Para decodificar a atividade cerebral ou gerá-la, seria necessário encontrar algum tipo de forma padronizada para calibrar cada cérebro individual em relação a um mapa geral.

Outro desafio está relacionado à tecnologia em si. Como os aparelhos de ressonância magnética funcional – fMRI – registram imagens mais devagar do que, por exemplo, os 24 quadros por segundo de um filme, as imagens decodificadas carecem de continuidade. Isso sem dúvida vai mudar com o tempo, mas por enquanto os aparelhos de fMRI na maior parte das vezes efetuam apenas 2,5 registros por segundo.

Eles também deixam a desejar em matéria de resolução. O típico aparelho de fMRI usado pela medicina tem 1 tesla, uma medida de indução magnética. Aquele usado pelos pesquisadores de Berkeley tem 3 teslas. Mas mesmo um MRI de 3 teslas só consegue medir o tecido cerebral até 2 milímetros cúbicos, que é a base para os dados usados pelo laboratório de Gallant. Infelizmente, essa é uma extensão pouco precisa quando se trata de examinar a função cerebral. É como ter uma imagem de satélite de um bairro, não de uma rua específica. Os aparelhos de ressonância magnética da próxima geração já deverão ser capazes de escanear até 0,4 milímetro cúbico, ou 400 mícrons, o que permitirá um mapeamento cerebral bem mais preciso.

Se os sonhos algum dia puderem ser decodificados a partir da atividade cerebral, a pergunta então passa a ser outra: será que algum dia conseguiremos fazer o contrário? Será que seremos capazes de criar um sonho do nada? Será que poderemos escolher um sonho da mesma forma que escolhemos um filme num serviço de streaming? Essa ideia pode soar como ficção científica, mas algum dia, e talvez antes do que pensamos, pode ser que isso seja possível.

Engenharia de sonhos

Na primeira metade do século XX, a maioria das pessoas afirmava sonhar em preto e branco. Esse também era um período em que jornais, fotografias, a televisão e a maior parte do cinema era em preto e branco. Sonhos coloridos eram considerados uma exceção, chamados de "sonhos em Technicolor" em referência ao processo que passou a produzir filmes coloridos dos anos 1930 em diante.

Na década de 1960, tudo isso mudou de maneira radical. A maioria das pessoas começou a relatar estar sonhando em cores. E qual foi o catalisador? Uma década antes, houvera uma mudança generalizada na mídia, passando do preto e branco para as cores. Os primeiros televisores coloridos começaram a ser vendidos. As revistas também fizeram essa transição, e os filmes começaram a ser filmados em cores. Essa mudança nos relatos de sonhos parece ser um subproduto da transformação da cultura popular no último século.

E se nos propuséssemos a modificar a aparência dos sonhos? Será que a paisagem onírica poderia ser criada? Pesquisadores já tentaram manipular a aparência dos sonhos, mas foram apenas parcialmente bem-sucedidos – como vimos nos experimentos em que participantes usavam óculos coloridos ou jogavam videogames imersivos. A paisagem onírica mudava, mas não de maneira completa nem de qualquer maneira previsível. A mente sonhadora parece indomável demais para ser restringida dessa forma.

Se criar um sonho em "vídeo" é difícil, o que dizer do "áudio"? Será que podemos manipular o que uma pessoa vai ouvir em sonho? Pelo visto, o idioma que escutamos durante o dia pode impactar nossos sonhos. Em estudos com pessoas bilíngues, o idioma das entrevistas pouco antes de dormir influenciava em que língua os participantes sonhavam. Da mesma forma, pesquisadores constataram que alguns canadenses anglófonos que faziam um curso intensivo de seis semanas de francês começavam a sonhar em francês. Como acontece com os aspectos visuais de nossos sonhos, esses estudos mostram que o que escutamos durante o dia influencia o que sonhamos. Mas tentar manipular nossos sonhos de modo previsível por meio de sinais auditivos enquanto dormimos ainda é uma ideia incipiente.

Curiosamente, não são as imagens nem os sons, mas sim os cheiros que talvez apresentem o maior potencial de curto prazo para algum grau de engenharia de sonhos.

Como usar os sentidos para influenciar o conteúdo dos sonhos

Como já vimos, quando sonhamos o mundo exterior fica de fora... mas não por completo. Uma das maneiras de penetrar nossos pensamentos e nossos sonhos é por meio do menos controlado entre nossos cinco sentidos: o olfato. O olfato está conectado diretamente às regiões cerebrais relacionadas à memória e aos sistemas emocionais do cérebro, o hipocampo e a amígdala.

O cheiro tem outro aspecto que o torna ideal para a engenharia de sonhos: ele contorna o controle talâmico que impede a maioria dos sinais sensoriais de nos alcançar durante o sonho. Talvez isso tenha apresentado vantagens evolutivas. Na época pré-histórica, sentir cheiro de fogo ou de algum animal próximo durante o sono pode ter salvado vidas.

Graças ao controle talâmico frouxo dos estímulos olfativos, alguns cheiros ainda assim podem afetar os sonhos sem acordar a pessoa que está sonhando... e sem ela saber. Um cheiro de ovo podre pode tornar os sonhos negativos. Um cheiro de rosas aumenta a probabilidade de sonhos agradáveis. Há limites, claro. Se for forte demais, o cheiro vai furar o véu do sono e fazer o sonhador despertar.

Cheiros também podem ser usados durante o sono para ajudar a pessoa a aprender. Se você sentir cheiro de pinheiro quando estiver estudando um novo idioma, ter um aparelho que libere o mesmo cheiro durante o seu sono parece favorecer o aprendizado fortalecendo a memória. Num estudo de Laura Shanahan, da Universidade Northwestern, os participantes tentavam recordar a localização de diferentes categorias de imagens numa tabela.[4] As imagens mostravam animais, edifícios, rostos e ferramentas; a cada uma era atribuído um cheiro correspondente. Por exemplo, um cheiro de cedro podia estar associado a qualquer imagem de animal, enquanto um cheiro de rosas era associado a imagens de edifícios. Durante o sono, alguns odores eram apresentados aos participantes. Ao fazer o teste de memória após acordarem, os participantes recordavam melhor as imagens que tivessem sido reativadas por cheiros durante o sono, embora não fizessem a menor ideia da razão por que isso acontecia.

Em alguns estudos, os pesquisadores constataram que calibrar a apresentação de cheiros durante o sono e os sonhos pode ter inclusive o poder de combater o vício. Num experimento, pessoas expostas ao cheiro combinado de cigarro com ovo podre enquanto dormiam fumavam 30% menos cigarros na semana seguinte.[5] Esse tipo de manipulação olfativa funciona nos dois sentidos. Uma lufada de fumaça durante o sono leva fumantes a fumarem mais no dia seguinte. Curiosamente, a capacidade do olfato de influenciar o comportamento parece estar singularmente ligada ao sono.

Combinar fumaça de cigarro com o cheiro de ovo podre em participantes despertos não produziu resultado algum.

Como os smartwatches agora conseguem detectar em que fase do sono estamos, posso imaginá-los sincronizando-se com aparelhos emissores de odores para ajudar no aprendizado ou com finalidades terapêuticas. A tecnologia parece ser bastante simples. Os cheiros poderiam ser usados inclusive para manipular o conteúdo de nossos sonhos, algo descoberto mais de um século atrás, na França.

Léon d'Hervey de Saint-Denys, que conhecemos no capítulo anterior, quis ver se conseguiria acessar lembranças específicas nos próprios sonhos por meio dos cheiros. Para testar sua hipótese, o parisiense do século XIX comprava um perfume diferente toda vez que viajava. Ele embebia um lenço com o perfume, e todos os dias, num ponto específico de seu destino, cheirava o lenço. Ao voltar para casa, aguardava alguns meses, então pedia a um criado que pingasse algumas gotas do perfume em seu travesseiro. Consequentemente, ele sonhava com o lugar em que estava quando tinha sentido aquele perfume. Levando isso um passo além, começou a pedir ao criado que pingasse em seu travesseiro gotas de dois perfumes diferentes. De modo assombroso, descreveu então combinar, no sonho, elementos das duas viagens.

Com esse experimento informal, Saint-Denys relatou ser capaz de criar os próprios sonhos. Os aromas que ele havia associado a determinadas lembranças durante o dia eram reativados pelo mesmo sinal olfativo durante o sono. Seu objetivo de conduzir o próprio sonho numa determinada direção era mais científico, mas pouco diferia dos tipos de incubação de sonhos que existem há milênios.

Não só o cheiro foi usado para turbinar o processo de aprendizado. Temas musicais podem ter aplicação semelhante. Num estudo, participantes que estavam tentando solucionar um quebra-cabeça ouviram o mesmo tema musical repetido várias vezes. Aqueles para quem a música era tocada baixinho enquanto eles dormiam tinham uma probabilidade maior de encontrar a solução para o quebra-cabeça em sonho do que os outros.

Sinais táteis também podem modificar o conteúdo dos sonhos. Tocar a perna de alguém que estiver dormindo para gerar um movimento reflexo do joelho quando a pessoa está sonhando pode provocar sonhos com quedas. Se pusermos a mão dela em água, ela tem uma probabilidade maior de incorporar esse elemento em sua narrativa onírica. Na verdade, basta borrifar um sonhador para que a água apareça em quase metade dos sonhos: o indivíduo pode sonhar que está pegando chuva ou nadando.

Existem outras maneiras de direcionar o conteúdo de seus sonhos, embora não recomendáveis. Se você ficar sem beber água, tem uma probabilidade muito maior de sonhar com sede ou com água. Se assistir a um filme estressante pouco antes de ir para a cama, terá uma probabilidade maior de ter um sonho negativo do que um sonho positivo. Provavelmente, o contrário também se aplica. Como já vimos, uma das formas de diminuir a chance de ter um pesadelo é estabelecer um ritual calmante na hora de dormir.

O insidioso futuro da publicidade onírica

Os anúncios que vemos quando estamos acordados são uma tentativa explícita de influenciar nosso pensamento. E os publicitários estão agora de olho em nossos sonhos. O que torna a publicidade em sonhos potencialmente bem mais perigosa é o fato de ela acontecer fora da nossa consciência. Como já vimos, quando sonhamos nosso cérebro racional fica desligado, ou seja, nós nos tornamos menos céticos e ficamos mais vulneráveis a mensagens direcionadas. Um estudo já determinou que sonhar com um anúncio aumenta nossa probabilidade de comprar o produto.[6]

Mesmo com os limites atuais da engenharia de sonhos, as empresas já estão entrando no ramo da incubação de sonhos direcionada. Na visão delas, os sonhos parecem ser o último grande espaço inexplorado disponível para o marketing de seus produtos.

Em 2021, a Molson Coors Beverage Company tentou usar a incubação direcionada de sonhos para se infiltrar na paisagem onírica dos consumidores antes do Super Bowl, a decisão do campeonato nacional de futebol americano nos Estados Unidos. Como a liga tinha um contrato de exclusividade com um concorrente, a empresa não podia anunciar sua cerveja durante a partida. Um vice-presidente de marketing pensou num jeito de contornar o problema: se a empresa não podia veicular um anúncio durante a partida, será que poderia veiculá-lo no sonho das pessoas?

A Molson Coors procurou Deirdre Barrett, a psicóloga de sonhos de Harvard. Os executivos da empresa queriam saber se seria possível criar uma peça publicitária que tivesse o poder de penetrar nos sonhos. O objetivo era plantar o anúncio com firmeza no inconsciente das pessoas e fazê-lo ser veiculado em seus sonhos. Barrett lhes respondeu que era possível influenciar o conteúdo dos sonhos, mas só se as próprias pessoas cooperassem.

Com a orientação de Barrett, a Molson Coors produziu então um anúncio psicodélico e visualmente intenso de um minuto e meio que batizou de "O comercial da decisão dos seus sonhos". Além disso, lançou também uma trilha sonora de oito horas para acompanhar o anúncio. No filme, ao som de uma música de sonho, um avatar translúcido sobrevoa montanhas e um riacho, tudo entremeado a imagens dos produtos da empresa e outras imagens de natureza, personagens de desenho animado e formas e padrões hipnóticos. O vídeo saturado de cores passa rapidamente de um lugar para outro e muda de imagens surrealistas para formas e objetos abstratos, de modo bem parecido com o que acontece nos sonhos.

Durante testes num laboratório do sono, o anúncio foi exibido várias vezes para os participantes, e eles então eram instruídos a influenciar os próprios sonhos dizendo, no momento em que estivessem pegando no sono, que queriam sonhar com o vídeo. Ao serem acordados durante o sono REM, os participantes relataram ter sonhado com uma cachoeira ou caminhado pela neve, ambas imagens contidas no vídeo. Uma das participantes, com a voz grogue por ter acabado de acordar, disse que a montanha do seu sonho tinha algo a ver com a cerveja Coors. Na verdade, cinco dos 18 participantes relataram sonhos que incorporavam algum elemento do anúncio.

A Molson Coors postou o vídeo na internet, convidando os consumidores a assisti-lo e a participar do que a empresa chamou de "talvez o maior experimento de sono já conduzido". A sugestão era que as pessoas assistissem várias vezes ao vídeo antes de irem dormir e pusessem a trilha sonora para tocar enquanto estivessem dormindo. Os participantes receberam descontos e foram estimulados a postar seus relatos de sonho nas redes sociais usando hashtags e marcando os produtos Coors Light e Coors Light Seltzer. Segundo a empresa, o anúncio foi um sucesso retumbante, com 1,4 bilhão de visualizações, um aumento de 3.000% no engajamento social e, talvez o mais importante para a empresa, um incremento de 8% nas vendas.

Os sonhos, outrora o território sagrado e inviolável de quem sonhava, são agora um alvo do marketing, e a Molson Coors não é a única grande empresa interessada. Numa "Pesquisa sobre o Futuro do Marketing" feita pela Associação Norte-Americana de Marketing em 2021, 77% das 400 empresas afirmaram ter planos de fazer experiências com o anúncio em sonhos até o ano de 2025. Ao que parece, estamos em plena corrida do ouro para manipular o fértil terreno de nossa paisagem onírica.

A Burger King tentou um caminho diferente para sequestrar o espaço dos nossos sonhos. Numa promoção de Halloween, a cadeia lançou o sanduíche Nightmare King, "rei do pesadelo", cujo bordão era: "Alimente seus pesadelos." O sanduíche era composto por um hambúrguer, um nugget de frango, bacon, queijo e um pão verde-vivo. Além do valor calórico generoso, a única coisa realmente fora do comum em relação ao sanduíche era o pão de cor viva, mas mesmo assim a empresa alegou que o Nightmare King de alguma forma conseguia induzir pesadelos.

Para demonstrar as propriedades do sanduíche, a empresa se juntou a um laboratório do sono e diagnóstico que acompanhou os sonhos de 100 participantes ao longo de 10 noites. Segundo um release para a imprensa da Burger King, o Nightmare King mais do que triplicou a incidência de pesadelos. É claro que a mera sugestão de que comer determinado alimento pode provocar um pesadelo potencialmente já basta para causar mais pesadelos.

O interessante era que o Nightmare King da Burger King era um cheesebúrguer, e por muito tempo alimentou-se a crença (equivocada) de que o queijo causava pesadelos. Em *Um conto de Natal*, de Charles Dickens, Ebenezer Scrooge no início põe num "pedaço de queijo" a culpa pela aparição do fantasma de seu ex-sócio Jacob Marley. Não existe prova alguma de que o queijo possa causar ou cause pesadelos, mas a crença basta para manter vivo esse mito. Essa consequência negativa autorrealizável é semelhante ao efeito nocebo, o contrário do efeito placebo: se você acreditar que um remédio irá causar determinados efeitos colaterais, a probabilidade de ele de fato causá-los aumenta.

Esses esforços iniciais para fazer as pessoas sonharem com cervejas ou sanduíches provavelmente são só o começo. Aproxima-se a noite em que os anunciantes irão se dirigir rotineiramente a seu sono e seus sonhos, tentando influenciar seu comportamento desperto quando sua guarda estiver baixa, ameaçando infectar algo tão vital para o nosso bem-estar. Talvez o refúgio sagrado do sono e dos sonhos em breve esteja sob ataque.

Essa possibilidade deixa a comunidade de pesquisa mais do que um pouco apreensiva. Numa carta aberta escrita em reação ao anúncio da Molson Coors, 38 pesquisadores do mundo inteiro se manifestaram contra deixar os sonhos se tornarem mais um parque de diversões para publicitários corporativos e expressaram seu apoio a leis que proíbam os anunciantes de se dirigir a pessoas adormecidas. Em reação à campanha da Molson Coors, eles indagaram: "O que foi que nós perdemos ao nos tornarmos tão coletivamente insensíveis às invasões da nossa privacidade e à prática econômica exploratória a ponto de aceitarmos um pack de 12 latinhas em troca de passarem um anúncio de cerveja dentro dos nossos sonhos?"

Tecnologia e sonhos

Já aprendemos que luzes piscantes, vibrações, aquecer e esfriar o ar em torno da pele da pessoa que sonha e sinais audíveis – tudo isso pode ser usado para acessar lembranças específicas. Um dos primeiros testes desses recursos chegou a constatar que sinais verbais de palavras relacionadas a líquidos durante o sonho provocavam um aumento dos sonhos de mesmo teor, e eles podem afetar o comportamento do participante após acordar.

Por exemplo, sinais verbais também foram usados para influenciar as preferências de marca de indivíduos cochilando. Num estudo dos pesquisadores chineses Sizhi Ai e Yunlu Yin, os participantes escutavam repetidamente o nome de uma entre duas marcas enquanto dormiam. Ao acordarem, eles tinham uma probabilidade maior de escolher a marca cujo nome tinham escutado enquanto dormiam. Sizhi Ai concluiu que o "processamento neurocognitivo durante o sono contribui para o ajuste fino de preferências subjetivas de uma forma flexível e seletiva".[7] Um grupo de controle recebeu a mesma mensagem repetida sem cochilar, mas isso não surtiu efeito. Não se sabe como isso funciona, mas mudanças nas ondas cerebrais dos participantes adormecidos sinalizavam quando eles tinham sido influenciados.

Com base nesse e em outros estudos semelhantes, será que um alto-falante inteligente, um smartwatch ou algum outro dispositivo ou aplicativo externo poderia lhe dar dicas de compras enquanto você dorme? Parece que sim. Alto-falantes inteligentes já invadiram nosso quarto de dormir, e smartwatches e outros dispositivos já conseguem monitorar nosso ciclo de sono hoje em dia. Com base nos movimentos, na frequência cardíaca e em outros sinais, esses dispositivos têm uma boa noção da fase do sono em que você se encontra; o Apple Watch chega a monitorar seu sono REM.

Como ficamos vulneráveis a sinais auditivos enquanto dormimos, será que os acordos de licença de usuário de nosso alto-falante inteligente ou de nosso dispositivo tecnológico pessoal poderiam, no futuro, incluir o direito de uma empresa de veicular mensagens de marketing baixinho enquanto você dorme? Será que precisaremos pagar mais por sonhos sem anúncios? E, se as empresas puderem usar dispositivos para invadir nossos sonhos, será que algo impedirá os governos de encherem a mente adormecida de seus cidadãos com propaganda política e outros tipos de controle mental? Esse tipo de especulação sombria faz pensar em obras de ficção científica como *1984*, de George Orwell, ou o romance *Androides sonham com ovelhas elétricas?*, de Philip K. Dick.

Talvez o futuro envolva uma interface máquina-cérebro bem mais direta. No momento presente, pessoas com epilepsia podem implantar um aparelho que monitora as ondas cerebrais em busca da assinatura singular que precede uma crise e então a impede, disparando impulsos elétricos opostos. Trata-se de um circuito fechado, no qual mente e máquina funcionam de modo ininterrupto e autônomo. Será que poderemos optar por cirurgia para implantar um aparelho capaz de modular sonhos sob demanda? Dito dessa forma soa radical, mas e se assim fosse possível romper um ciclo de pesadelos recorrentes? Será que isso valeria um procedimento cirúrgico eletivo? E se o aparelho proporcionasse mais sonhos criativos? E se a pessoa conseguisse induzir sonhos eróticos sempre que quisesse?

No filme *A origem*, ideias eram contrabandeadas para dentro dos sonhos das pessoas. Na realidade, os neurocientistas hoje já poderiam usar implantes para despertar lembranças específicas. Podem ser lembranças pessoais, mas também lembranças relacionadas a determinado produto. Já existe também no mercado uma geração de aparelhos não invasivos de interface cérebro-usuário. Algo impede essas empresas de acrescentar um componente de marketing a seus produtos de consumo ou a usar de modo inescrupuloso os dados neurais que coletam?

A questão chamou a atenção da Organização das Nações Unidas para a Educação, a Ciência e a Cultura (Unesco). Em julho de 2023, a organização reuniu neurocientistas, especialistas em ética e agentes governamentais para debater as possíveis regulamentações relacionadas aos direitos neurais. Um relatório publicado na mesma época afirmou que as neurotecnologias têm o potencial futuro de conseguir acessar nossa mente, alterar personalidades e comportamentos individuais, e de modificar lembranças de acontecimentos passados. "Isso questiona direitos fundamentais como a privacidade, a liberdade de pensamento, o livre-arbítrio e a dignidade humana."[8]

Outras organizações já começaram a trabalhar para proteger as pessoas de um potencial mau uso das neurotecnologias. A Neurorights Foundation, criada em 2017, está pressionando os governos para aprovarem leis que garantam a privacidade de quaisquer dados coletados por neurotecnologias como smartwatches e fones de ouvido, limitem o uso comercial desses dados e protejam os indivíduos de manipulações externas. Isso incluiria as tentativas de manipular os sonhos. Rafael Yuste, um neurocientista da Universidade Columbia e cofundador da organização, disse que as empresas atuando nessa área em rápido crescimento adotaram uma atitude predatória em relação aos dados cerebrais. Na verdade, a Neurorights Foundation identificou 18 empresas de neurotecnologia que exigem dos usuários de aparelhos de consumo a cessão de direitos relacionados aos próprios dados neurais.

Os governos também estão começando a prestar atenção. Em 2021, o Chile se tornou o primeiro país a modificar sua constituição para proteger a atividade e as informações relacionadas ao cérebro. Outros países estão considerando novas leis, mas a menos que o esforço seja global será difícil proteger os indivíduos de abusos potenciais pelas neurotecnologias. Como afirmou Yuste numa entrevista: "Isso não é ficção científica. Vamos agir antes que seja tarde."[9]

No âmbito individual, podemos tomar providências para proteger a santidade de nossos sonhos. Podemos dormir num ambiente livre de mensagens potenciais, seja de nossos celulares, de alto-falantes inteligentes ou de outros dispositivos. Devemos evitar as neurotecnologias cuja licença de usuário ceda às empresas o controle sobre nossas informações neurais. Os sonhos podem nos proporcionar insights riquíssimos e revelar muito sobre nosso estado emocional; acredito ser importante mantê-los livres de interesses comerciais.

9

A interpretação dos sonhos

As pesquisas e a escrita deste livro me levaram a considerar não só o ato de sonhar, mas a neurociência em si sob uma nova perspectiva. Como médico e cirurgião, já testemunhei o poder que os sonhos têm de persistirem mesmo diante de lesões terríveis. Já vi crianças que tiveram metade do cérebro removido como um último recurso para controlar convulsões intratáveis continuarem a relatar sonhos. Os sonhos se fazem ouvir.

Mais do que isso, os sonhos têm especial relevância por proporcionarem uma forma de pensar e de sentir possível apenas por meio de um conjunto singular de mudanças neuroquímicas e fisiológicas. Nós só temos um acesso privilegiado a esse espaço mental por meio dos sonhos. Não poderíamos pensar dessa forma enquanto despertos nem se tentássemos.

É por isso que vale a pena prestar atenção nos sonhos. Eles nos possibilitam insights que de outra forma não conseguiríamos ter. Podem estabelecer associações entre pessoas de épocas distintas de nossa vida, entre acontecimentos aparentemente sem relação, entre o que aconteceu no passado e o que pode vir a acontecer no futuro. A poderosa neurobiologia por trás do sonhar me deixa convencido de que os sonhos têm significado e propósito. E isso torna a reflexão sobre eles um aspecto importante de uma vida plenamente vivida, de uma vida examinada. Pelo menos eu sei que para mim passou a ser assim.

Você poderia pensar que alguém que passou toda a carreira mergulhado no cérebro iria rejeitar a interpretação de sonhos por considerá-la nada além de psicologia pop, algo comparável à leitura do horóscopo. Quando comecei a pesquisar e escrever este livro, talvez eu tivesse concordado. No entanto, levando em conta a base científica rigorosa por trás da nossa compreensão do que acontece com o cérebro quando sonhamos, hoje acredito que os sonhos podem ser interpretados. Mas como?

A internet está repleta de sites com dicionários de sonhos, alegando que, se você sonhar com X, significa Y. Livros também oferecem respostas padronizadas para o significado de determinados sonhos. Esse tipo de abordagem não é muito diferente de um livro de sonhos escrito no Egito antigo mais de 3 mil anos atrás, que listava 108 sonhos e suas interpretações. Sonhar com a lua era um bom sinal e significava que os deuses estavam perdoando a pessoa. O mesmo valia para sonhar com comer carne de crocodilo, o que significava que a pessoa iria trabalhar no governo. Mas se você se visse num espelho em sonho isso era um mau presságio, sinal de que em breve precisaria encontrar outro cônjuge.

Nas civilizações antigas da Mesopotâmia, da Grécia e de Roma, a interpretação de sonhos era considerada uma arte que exigia inteligência e, algumas vezes, inspiração divina. De modo nada surpreendente, esses povos atribuíam um enorme significado aos sonhos, que acreditavam ser mensagens dos deuses ou dos mortos – com o poder de serem proféticos. E quem conseguisse interpretá-los era alvo de imensa estima. Essa crença no poder da profecia vai muito bem, obrigado. Pesquisas mostram que duas em cada três pessoas acreditam no poder dos sonhos de prever o futuro.

Freud foi um descendente moderno dos intérpretes de sonhos, que, em sua opinião, não eram mensagens de nenhum deus nem do além, mas do inconsciente, e revelavam nossos desejos reprimidos. O auge da psicanálise freudiana já passou, mas a crença no poder dos sonhos de nos oferecer informações importantes segue viva – e é sustentada pelas sofisticadas ferramentas da neurociência moderna.

Não sou nenhuma exceção ao acreditar que os sonhos são uma valiosa ferramenta de autoconhecimento. Os neurocientistas e psicólogos acreditam cada vez mais que podemos aprender com nossos sonhos. Estudos já mostraram que interpretá-los pode realmente influenciar nossa vida desperta, embora nem sempre das formas que imaginamos.

Por que os dicionários de sonhos não podem funcionar

Basta procurar na internet, e é fácil encontrar o suposto significado não apenas do seu sonho, mas de qualquer sonho. Há uma profusão de sites se oferecendo para interpretá-los. O que significa sonhar com uma folha? Um site afirma que a folha é símbolo de mudança. Da mesma forma que a folha muda com as estações, algo está terminando e dando lugar a um recomeço. Outro site diz que a folha é sinal de renovação. Um terceiro diz que ela significa crescimento e abertura. Tudo isso faz sentido em algum grau, então qual das interpretações está correta?

Os sites sobre sonhos oferecem um misto de generalização e especificidade que torna fácil adaptar nossas circunstâncias pessoais e encaixá-las em qualquer uma dessas interpretações. Algo está sempre terminando ou começando na nossa vida. Todos nós queremos estar associados à renovação, ou ao crescimento e abertura. Faz parte da natureza humana pegar descrições genéricas como essa e personalizá-las. Os horóscopos fazem o mesmo. Nós vemos uma descrição vaga e a encaixamos em nossa situação específica.

A verdade é que a mesma imagem onírica pode significar muitas coisas, não só para diferentes pessoas, mas para diferentes versões de nós mesmos, em diferentes estágios da nossa vida. Recentemente sonhei que estava atravessando uma ponte a pé. Se consultarmos na internet o significado de sonhar com uma ponte, encontraremos a mesma interpretação de sonhar com uma folha. Num site a ponte simboliza "a transição entre dois estados, como um renascimento". Outro diz que se trata de uma mensagem espiritual de que está na hora de repensar sua vida, ou um sinal de que a maioria das dificuldades pode ser superada. Um terceiro sugere que uma ponte significa que haverá uma transição em sua vida. Como metáfora, uma ponte pode sugerir muitas coisas: um casamento, dois lados se unindo, um caminho para pôr fim ao sofrimento para quem tem um câncer terminal.

Da mesma forma que a sua mente desperta é o produto singular das suas lembranças, das suas experiências do dia a dia e do seu estado emocional, sua mente sonhadora também é. Embora muitas pessoas tenham alguns sonhos semelhantes, como cair, atrasar-se ou sofrer uma perseguição, os sonhos são pessoais. Eles são um produto do seu cérebro neste momento específico da sua vida e se modificam junto com as estações da sua vida. Esperar que se alinhem a outros sonhos por compartilharem a mesma narrativa central ou o mesmo elemento visual simplesmente não faz sentido.

Mas existe também uma razão neurológica para a mesma imagem num sonho poder ter significados diversos para cada um de nós. Como já aprendemos, o córtex pré-frontal medial, nos lobos frontais do cérebro, dá significado à nossa experiência – mas apenas a partir do material que já existe dentro da nossa mente. Quando sonhamos, estamos pegando imagens, sons, lembranças e emoções diferentes e sintetizando-as para criar algo com um significado pessoal. O cérebro oferece o conteúdo e a mente oferece o significado.

Esse significado foi criado por você e é específico a você. Por esse motivo, é possível interpretar os sonhos – que são a voz da sua mente –, mas somente uma pessoa pode fazer as vezes de intérprete: você.

As cinco narrativas oníricas

As narrativas oníricas podem tomar caminhos quase infinitos, acompanhando todo o espectro das emoções humanas. Acredito que os sonhos, de modo geral, se dividem em cinco categorias. Quando estou tentando interpretar um sonho, começo decidindo em qual dos cinco tipos ele se encaixa. Cada um merece uma abordagem distinta. Examinemos um de cada vez.

Sonhos manifestos

Em primeiro lugar, existem os sonhos cujo significado é manifesto e evidente. Se vamos fazer uma prova no dia seguinte e sonharmos que o despertador não tocou, o significado é claro. É fácil interpretá-lo: o estresse em relação à prova provocou o sonho. O mesmo se pode dizer sobre sonhar que você está dando uma palestra pelado ou que perdeu um voo importante, quando essas duas coisas são acontecimentos iminentes em sua vida desperta.

Sonhos de gênero

Em segundo lugar, existem aqueles que os pesquisadores apelidaram de sonhos de gênero. São sonhos ligados a um algum momento de vida específico que nos modifica de maneiras profundas. Sonhos de gênero são tão transparentes em seu significado que tampouco necessitam de interpretação. Duas categorias distintas de sonhos são sonhos de gestação e sonhos de fim da vida.

Como se poderia imaginar, os sonhos das grávidas têm uma probabilidade maior de girarem em torno de temas relacionados à gestação, ao parto, à anatomia do corpo e à maternidade. Mulheres nos últimos meses da gravidez têm uma probabilidade maior de terem sonhos específicos com o bebê e seu sexo. Esses sonhos são precisos? A literatura científica não tem uma resposta clara sobre a questão. Embora um estudo tenha constatado que todas as oito mulheres que sonharam com o sexo de seus bebês estavam certas, outro constatou que elas não se saíam melhor do que se estivessem tirando cara ou coroa.

As gestantes também relatam se comunicar com seu bebê em sonho, e até que o bebê anuncia o próprio nome à mãe. Esses chamados "sonhos de anunciação" têm uma rica história nas culturas tradicionais. Entre os ese eja da Amazônia peruana, por exemplo, é tradição as mulheres sonharem com o nome dos filhos. Nesses sonhos, animais interagem com a mulher para revelar o "verdadeiro nome" da criança.

Após o parto, a ansiedade, o estresse e a privação de sono da maternidade recente costumam produzir sonhos negativos e pesadelos. Um pesadelo comum das mães recentes é conhecido como o pesadelo do "bebê na cama": o bebê por algum motivo está perdido na cama, entre os lençóis, sufocando. Isso leva a mãe a empreender uma busca frenética entre as cobertas para tentar encontrar a criança perdida. Uma vez desperta, ao perceber que era um sonho e que o filho não está preso debaixo das cobertas, a mãe com frequência se sente impelida a ir verificar se está tudo bem com o bebê.

Outro tipo de sonho de gênero comum ocorre com as pessoas próximas da morte; são os sonhos de fim da vida. Alguns indivíduos relatam sonhos vívidos com parentes, animais de estimação ou outros familiares já falecidos. Para eles, esses sonhos costumam ser uma fonte de esperança e conforto, alegria e serenidade. Eles trazem paz e aceitação, e podem fazer com que a pessoa que sonhou organize suas coisas e se reconcilie com parentes.

Relatos de sonho coletados num centro nova-iorquino de cuidados paliativos para pacientes em fase terminal constataram temas comuns nas narrativas oníricas de fim da vida. Elas incluíam sonhos com uma presença reconfortante. Uma mulher sonhou com a irmã morta sentada ao lado da sua cama. Um homem próximo da morte sonhou que a mãe morta muito tempo antes o tranquilizava e dizia: "Eu te amo." O sonho foi tão real que ele chegou a sentir o cheiro de seu perfume. Outros sonharam estar sendo acompanhados em seus últimos dias. Uma mulher relatou que o marido e a irmã já falecidos apareciam para tomar café da manhã; outra, que o pai e dois irmãos, todos já mortos, lhe davam um abraço silencioso de boas-vindas quando ela se juntava a eles.

Em seus últimos dias, alguns pacientes também sonharam que estavam se preparando para ir para algum lugar, ou com parentes e amigos já mortos que os aguardavam. Três dias antes de morrer, uma mulher sonhou que estava no alto de uma escada. Seu marido morto estava no pé da escada à sua espera. A maioria desses sonhos era reconfortante, ainda que alguns dos sonhadores afirmassem não estar prontos para morrer.

Pessoas em luto também costumam relatar sonhos com o ente querido que partiu, que em geral parece tranquilo, saudável e livre de dor ou doença. Esses sonhos são vistos como experiências profundamente significativas e espirituais, trazendo uma maior aceitação da perda, uma sensação de reconforto e um alívio do sofrimento.

Sonhos universais

O terceiro tipo de sonho é o sonho universal: o pesadelo e o sonho erótico. Conforme discutido no Capítulo 2, crianças que não passaram por nenhum trauma têm pesadelos não devido a alguma patologia, mas como parte do processo de amadurecimento da mente. Já os adultos têm uma propensão maior a ter pesadelos quando estão ansiosos e deprimidos, pois esses sonhos com frequência refletem nosso estado mental. Pesadelos de início recente podem servir como termômetro para avaliar nosso bem-estar. Eles podem nos servir de alerta em relação ao nosso estado emocional. Como vimos, pesadelos relacionados a traumas nos permitem ver se estamos processando bem o que nos aconteceu. Eles muitas vezes são repetições do acontecimento em si, ou algo próximo disso. Quanto mais metafórico um sonho após um trauma, melhor a pessoa está processando emocionalmente o acontecimento traumático.

Assim como os pesadelos, todos nós temos sonhos eróticos em algum momento da vida. Como aprendemos no Capítulo 3, muitos de nossos sonhos eróticos são apenas produtos da imaginação livre de freios ou julgamentos. Sonhos de infidelidade não sinalizam infelicidade num relacionamento, tampouco sugerem necessariamente uma atração pelo foco dos seus desejos oníricos. O mais revelador é a reação que se tem quando um parceiro ou parceira tem um sonho assim. Sonhos de infidelidade perturbadores têm menos a ver com o sonho em si, e mais com a força do relacionamento.

Sonhos não emotivos

O quarto tipo de sonho é um sonho não emotivo. A menos que você consiga definir uma forte emoção vinculada a um sonho, pode ser difícil encontrar um significado nele. Estou me referindo às emoções sentidas pela pessoa que sonha, não a alguma menção explícita a emoções no sonho. Na verdade, as emoções raramente são um assunto tratado nos sonhos.

Se você recorda um sonho, mas o vincula a uma emoção neutra ou fraca, na minha opinião a introspecção não vale o esforço. Você não gastaria nenhum tempo analisando momentos maçantes da própria vida mental quando acordado, então não há por que fazer isso com um sonho. Interesse-se por aqueles que afetarem você.

Nesse sentido, existem sonhos que são um emaranhado de imagens, acontecimentos ou personagens, e eles podem ser emocionalmente neutros ou pouco claros. Eles são o equivalente da estática mental, em nada diferentes da acumulação abundante e aleatória de pensamentos durante o dia. Também não acho que vale a pena interpretar esse tipo de sonho.

Sonhos emotivos

Resta o quinto e último tipo de sonho, que acredito proporcionar a fonte mais rica de insights. São os sonhos emotivos com um fio narrativo coerente, muitas vezes uma imagem central bem definida. Esse é o sonho cuja interpretação demandará esforço porque, ao contrário do primeiro tipo de sonho, no qual a narrativa está explicitamente vinculada a algo em sua vida desperta, este pode ter uma narrativa completamente desconectada da sua realidade.

Ao focar nos sonhos emotivos, você estará se concentrando nos que realmente importam para você. Lembre-se: os sonhos podem nos levar a extremos emocionais impossíveis em nossa vida desperta. Assim, é de esperar que tenham o poder de influenciar nossa disposição depois que despertamos. Todos nós já acordamos tristes, aflitos ou extasiados depois de um sonho particularmente carregado de emoção. Talvez tenhamos acordado com ele na cabeça ou nos peguemos pensando nele durante os momentos tranquilos do dia. Às vezes os sonhos são simplesmente impossíveis de ignorar. Creio serem esses os que exigem uma tentativa de interpretação, pois podem proporcionar um portal para o seu mundo psicológico mais profundo.

Antes de aprendermos a decifrá-los, um alerta: não há como provar de maneira objetiva que um sonho foi interpretado corretamente. Não podemos pôr a pessoa num aparelho de ressonância para obter imagens do cérebro e ver se a nossa interpretação se encaixa com alguma realidade objetiva. Tampouco existe algum exame de sangue ou registro de eletroencefalograma capaz de revelar a resposta.

Para interpretar um sonho, é preciso recordá-lo primeiro. Como aprendemos a fazer, antes de dormir faça uma autossugestão de que vai sonhar, de que vai lembrar seu sonho e de que vai anotá-lo. Quando acordar, antes de pensar no dia que tem pela frente, anote o que conseguir recordar do seu sonho. Você também pode gravar o relato do seu sonho no celular. O importante é que isso seja a primeira coisa a fazer. Não cheque primeiro seus e-mails nem suas redes sociais. A maioria das pessoas sabe como é tentar lembrar um sonho, apenas para vê-lo escapar da memória. No começo pode ser que você só consiga recordar alguns fragmentos. Se tornar o ato de anotar seus sonhos uma prática cotidiana, isso vai ficar mais fácil, e sua recordação dos próprios sonhos vai aumentar rapidamente com o tempo.

Como você está registrando o que sonhou de manhã, o mais provável é se lembrar do sonho que teve no último ciclo de sono REM da noite. Conforme a noite avança, os sonhos deixam de estar mais ligados aos acontecimentos da sua vida desperta e vão se tornando mais longos, mais emotivos e hiperassociativos. A pesquisadora britânica Josie Malinowski constatou que o último ciclo de sonhos REM antes de acordarmos é o mais emotivo, o mais simbólico e o que mais tem importância pessoal.[1]

Como interpretar seus sonhos

Para interpretar nossos próprios sonhos, precisamos ter em mente do que eles são feitos. Como vimos, os sonhos são mudanças que ocorrem todas as noites na ativação e nas substâncias neuroquímicas do cérebro, produzindo narrativas carregadas de emoção e altamente visuais, caracterizadas por formas inéditas de pensamento. Essas emoções e as conexões visuais são nossas – por isso os sonhos são decifráveis por nós, porque fomos nós que os criamos.

Para dar sentido aos sonhos, adotei uma abordagem em duas etapas baseada nesses aspectos centrais do sonhar, com um foco em seus aspectos emotivos e visuais. Estou escolhendo esses dois elementos, porque, quando sonhamos, eles podem alcançar uma intensidade impossível em outros momentos da nossa vida. O pioneiro dessa abordagem foi o já falecido Ernest Hartmann.[2] Na minha opinião, as recentes descobertas da neurociência validaram essa abordagem ao revelar a ativação cerebral que ocorre durante o sonho e os padrões que surgem quando milhares de relatos de sonho são analisados.

Para usar esse método, examine primeiro a emoção dominante e a intensidade emocional do sonho. Havia raiva, ansiedade, culpa, tristeza, desamparo, desespero, nojo, assombro, esperança, alívio, alegria ou amor? Às vezes os sonhos geram não uma, mas muitas emoções. Concentre-se na mais forte. Quanto mais intensa a emoção, mais importante o sonho.

Emoções subjacentes e preocupações emocionais moldam e determinam o processo do sonhar em nosso cérebro. Considerando o estado hiperativado do sistema límbico durante os sonhos mais significativos, creio que a emoção dominante é o que serve de guia para as associações extensas e muitas vezes irracionais que fazemos quando sonhamos. Se você estiver passando por momentos de estresse ou ansiedade, é provável que seus sonhos reflitam esse estado emocional, representando uma probabilidade maior de sonhos perturbadores. As imagens e a trama que os acompanham podem corresponder à emoção que você está vivenciando na vida desperta e ao mesmo tempo não ter nada a ver com a origem real do estresse ou da ansiedade. Por isso o medo de começar um trabalho novo pode provocar um sonho em que você está atravessando uma trilha perigosa na montanha e também por isso os investidores da bolsa não sonhavam com dinheiro nem com ações durante uma quebra do mercado, mas tinham um forte aumento nos sonhos que envolviam estar caindo e perseguições.

O segundo passo é considerar a imagem central do sonho. Assim como as emoções, os centros visuais do cérebro ficam muito ativados durante o sonho – que vincula imagens a emoções como uma forma de contextualizá-las. Quando considerar a imagem central do sonho, pense nela como uma metáfora, o símbolo de alguma outra coisa. É importante lembrar que os sonhos são outra forma de cognição, e por isso, embora com frequência sejam bizarros, têm um potencial esclarecedor impossível de ser alcançado por outros meios. Por exemplo: um sobrevivente de uma agressão sexual pode sonhar que está sendo levado por um tornado, imagem que evoca o mesmo tipo de medo e desamparo do ataque. Num estudo de caso que ilustra esse ponto, um homem que estava com uma cirurgia cardíaca importante marcada sonhou que um quarto de boi (o quarto de um animal inteiro) tinha sido entregue e que ele, a filha e o ex-chefe tentavam decidir como esquartejá-lo para poder conservar a carne. É difícil interpretar que esse sonho esteja relacionado a outra coisa que não a cirurgia iminente.[3]

Ao sonhar, nossa mente costuma buscar outros momentos em que experimentamos o mesmo tipo de emoção e evocar imagens dessa experiência. Ex-combatentes do Vietnã passando por situações de estresse ligadas a problemas conjugais anos depois tinham uma probabilidade maior de sonhar com a guerra. Para esses ex-combatentes, a emoção do sonho era a chave para compreendê-lo: a guerra servia de metáfora para o estado atual de seu casamento.

Outros acontecimentos de vida importantes também podem gerar fortes emoções e imagens contextualizadas correspondentes. Sonhos registrados após os ataques terroristas do Onze de Setembro não tinham a ver com aviões nem com o World Trade Center, mas eram narrativas em que a pessoa era ameaçada de outras formas. As quarentenas da covid-19 tinham uma probabilidade menor de produzir sonhos com vírus ou pandemias do que de gerar narrativas oníricas em que a pessoa, num dos exemplos, ficava presa num supermercado que virava um labirinto.

A literatura científica registra os relatos de sonho de duas mulheres uma semana após a morte da mãe.[4] Uma delas sonhou com uma casa vazia e sem mobília, com portas e janelas abertas pelas quais o vento entrava. A segunda sonhou com uma grande árvore que caía em frente à casa. Tanto a casa vazia quanto a árvore caída eram símbolos da perda vivida pelas duas mulheres. Procure na internet interpretações de sonhos com uma casa vazia ou com uma árvore caída, e você vai encontrar inúmeros significados diferentes. Mas, considerando o contexto, existe alguma dúvida de que essas mulheres estavam elaborando a tristeza e o sentimento de perda em seus sonhos?

O prisioneiro político e depois presidente sul-africano Nelson Mandela teve um sonho parecido depois de sua mãe e seu filho mais velho morrerem enquanto ele estava preso em Robben Island. Lá, ele tinha um sonho recorrente em que era solto de uma prisão em Joanesburgo e atravessava a cidade, que estava deserta, até chegar horas depois em sua casa em Soweto e encontrar "uma casa fantasma, com todas as portas e janelas abertas mas sem ninguém dentro".[5]

Revisitemos o sonho comum relacionado a uma prova final na escola: talvez você sonhe que dormiu demais e perdeu a prova, que chegou atrasado, foi para a sala errada ou estudou a matéria errada. Pode ser que tenha aparecido nu para fazer a prova ou a prova estivesse escrita numa língua que você não entendia. Se você sonhar isso na véspera de uma prova real, o sonho claramente é um simples produto de sua ansiedade em relação a ela. Mas esse sonho persiste para muita gente até depois da meia-idade. Por que sonhamos isso muito depois de termos saído da escola e como sonhos como esse podem ser não só perturbadores, mas relevantes?

Voltemos aos dois elementos fundamentais do sonho. O primeiro deles é a emoção e sua intensidade: esse sonho costuma provocar um sentimento intenso de ansiedade ou medo. O segundo elemento é a imagem central: uma prova na escola. Aqui é importante pensar metaforicamente. A menos que você ainda seja estudante, é improvável o sonho ter a ver com estudos ou provas. Assim como os ex-combatentes voltavam a sonhar com a guerra ao enfrentarem problemas conjugais, a ansiedade está fazendo você se agarrar a outro momento da vida em que também sentiu ansiedade em relação a algo.

Segundo a psicóloga de Harvard Deirdre Barrett, uma prova é um momento em que alguém em posição de autoridade está avaliando seu desempenho, decidindo se você vai passar ou não na prova. A imagem de uma prova pode estar substituindo algo que esteja acontecendo na nossa vida e que faz com que nos sintamos testados ou julgados. Se você tiver esse sonho, faz sentido se perguntar se está com medo de não estar à altura das expectativas de alguém.

Segundo Barrett, a escola pode ser também o lugar em que experimentamos pela primeira vez outros sentimentos profundos, como vergonha, estresse e inadequação. Não é surpresa alguma que a escola e as provas sirvam de metáfora independentemente da nossa idade. Uma das funções dos sonhos é processar as lembranças e avaliar como as novas experiências se encaixam com as antigas. Sonhos com uma prova final provavelmente são um modo de medir a ansiedade atual em comparação com um medo do passado que gerava um nível de ansiedade significativo.

Para refletir sobre o significado dos próprios sonhos, é preciso introspecção e autoconhecimento. Os sonhos nos convidam a nos olhar mais a fundo e examinar o que eles estão nos dizendo. Dedicar tempo a examinar o significado dos próprios sonhos pode aumentar tanto sua consciência quanto sua aceitação das próprias emoções, possibilitar insights importantes sobre sua vida e gerar uma sensação maior de bem-estar.

CONCLUSÃO

O poder transcendente dos sonhos

Em 2016, um senhor de 87 anos foi levado para o Hospital Geral de Vancouver após uma queda. No hospital, ele começou a sofrer convulsões. Seu couro cabeludo foi conectado a uma máquina de EEG. Ao monitorar suas ondas cerebrais, os médicos esperavam descobrir mais sobre as convulsões. O que acabaram descobrindo foi algo mais profundo.

Enquanto o homem ainda estava conectado ao EEG, seu coração rateou, em seguida parou de bater. Ele havia deixado instruções claras para não ser reanimado. Com essa instrução registrada bem no alto do seu prontuário, nada foi feito para fazer o coração voltar a bater e ressuscitar o paciente, e em seus últimos instantes de vida, com o coração parado e a cor começando a se esvair de seu corpo, o EEG seguiu registrando sua atividade cerebral. As ondas cerebrais desse paciente à beira da morte mostraram algo estarrecedor.

Durante muito tempo, médicos e cientistas supuseram que o cérebro à beira da morte apresentasse pouca atividade ou que essa atividade rapidamente se reduzia a nada. É isso que acontece nos outros órgãos. A atividade deles vai minguando até se extinguir.

Com esse senhor, contudo, nos 30 segundos *depois* de seu coração parar, as ondas cerebrais ficaram muito intensas, com sinais semelhantes aos que são vistos tanto nas recordações de lembranças quanto nos sonhos. Outros relatos vêm revelando achados semelhantes, que levantam uma possibilidade intrigante: de que a morte talvez nos ofereça um último sonho. E de que nós não nos apaguemos tranquilamente.

Ao longo da história, os sonhos foram vistos como produto de forças sobrenaturais, visões trazidas pelos deuses ou pelos espíritos à mente adormecida e que revelam algo fundamental em relação a nós mesmos e ao mundo. As culturas antigas não estavam de todo erradas ao considerarem os sonhos sobrenaturais. De fato, eles são um superpoder que todos nós compartilhamos, um mundo único que cada um de nós ilumina para o próprio benefício.

Nós hoje não somos diferentes. Também podemos sentir o poder dos sonhos. Eles nos dão uma oportunidade de evoluir e de crescer. Têm o potencial de atribuir significado e riqueza à nossa vida, de nos proporcionar novos entendimentos sobre nós mesmos e sobre os outros, de revelar o que fica escondido durante o dia e de nos conduzir a novos caminhos de compreensão e criatividade. Sonhar é ampliar, não esconder, o significado dos estágios essenciais da vida e dos momentos emocionais intensos que os pontuam.

Os sonhos fazem os centros emocionais de nosso cérebro alcançarem uma intensidade impossível durante a vida desperta. A Rede da Imaginação nunca fica mais ativa nem mais livre do que durante nossas viagens noturnas. Na vida cotidiana, muitas vezes pensamos que o aspecto emocional do nosso cérebro pode atrapalhar a tomada eficiente de decisões ou nossa produtividade. Na realidade, a tomada de decisões ideal depende da emoção. Sem ela nos falta consciência social e situacional. Pacientes cujo sistema límbico sofreu lesões têm dificuldade para tomar *qualquer* decisão. Isso significa que a experiência hiperemotiva possível apenas nos sonhos tem o potencial de proporcionar um portal único para a autorreflexão e o autoconhecimento.

Todas as noites, o cérebro do qual nossa consciência e nossa autoconsciência provêm nos proporciona um processo livre das amarras do hábito e dos limites de nossa existência cotidiana. Este livro explora não só o que sabemos sobre o cérebro que sonha, mas – mais importante ainda – as muitas maneiras como a nossa vida onírica está relacionada à nossa vida desperta. Nosso eu que sonha e nosso eu desperto não estão separados. Ao entender como eles se entrelaçam, podemos começar a compreender o poder dos sonhos.

Sonhar nos dá a capacidade mental de aprimorar a versatilidade de nosso pensamento, de nossas emoções e de nossa intuição. Uma vida passada sonhando expande os limites do que é considerado possível. Em seu desvario, os sonhos nos proporcionam uma vantagem evolutiva importante: uma mente adaptativa. Essa genialidade pessoal já vem integrada ao sistema.

A neurociência fez imensos avanços em relação às ferramentas de que dispomos para monitorar o cérebro em tempo real. Hoje podemos inclusive registrar atividade no nível de um único neurônio. No entanto, voltar as fortes luzes da pesquisa para os mistérios de nossa mente sonhadora não os fez cair por terra nem perder o interesse. Muito pelo contrário. A capacidade de compreender o sonho como nunca antes o tornou ainda mais fascinante, ainda mais misterioso: uma pitada de magia em nosso mundo tão quantificado.

Ao longo do livro, tentei explicar por que sonhamos, como sonhamos e a inimaginável complexidade que nos governa. Mesmo com as mais sofisticadas e exóticas tecnologias de medição, creio que até agora tivemos apenas um breve vislumbre do cérebro humano.

Na minha vida pessoal, todos os dias procuro percorrer não só o mundo externo a mim, mas o mundo interno da minha mente. Os mais remotos rincões explorados em nossos sonhos e no sonhar não são distrações a serem domesticadas ou ignoradas. Eles revelam complexidades mais profundas de consciência, cognição e emoção, permitindo que a pessoa surja por inteiro. Refletir sobre o significado dos sonhos e do sonhar significa explorar o significado da própria vida. Acredito que a espantosa vastidão de nossa paisagem onírica – desde as mais assustadoras concepções às revelações transcendentes – constitui a dádiva mais valiosa da mente humana.

AGRADECIMENTOS

A Venetia Butterfield, pela inspiração e pela visão que compartilhamos. A Nina Rodríguez-Marty, pelo exímio bisturi editorial e por acreditar na importância deste livro. A Anna Argenio, por ter levado esta ideia adiante desde a concepção até a gráfica, pelas numerosas etapas vitais de produção que não costumam ser reconhecidas. A Vanessa Phan, por ter carregado o bastão e melhorado o manuscrito. A Laurie Ip Fung Chun, por seu papel crucial como editora executiva. A Alice Dewing e Ania Gordon, por terem apresentado este material no Reino Unido e mais além sob a perspectiva mais favorável possível. Julia Faulkner fez questão de fazer a mídia americana ver seu potencial, e seu sucesso ampliou o alcance do livro. Raven Ross cuidou com toda a atenção do marketing nos Estados Unidos. A Amelia Evans, Monique Corless e o restante do time de direitos internacionais da Penguin, por terem seduzido o mundo com seu valor. A Richard Kilgariff, por ter acelerado o processo. A David Steen Martin, pela construção compartilhada.

Ao explorar as profundezas das coisas com as quais sonhamos e de como sonhamos, é preciso reconhecer que os relatos, as publicações e os dados científicos que compõem nosso conhecimento até aqui não incluíram toda a extensão da nossa humanidade, e histórias importantes ainda precisam ser ouvidas. Não vejo a hora de a comunidade científica incorporar os valiosos insights que serão alcançados à medida que vozes mais diversas forem sendo incluídas, aprofundando as nuances e a compreensão das razões por que sonhamos. Assim como meus sonhos, este livro foi 100% criado por humanos.

NOTAS

1. Nós evoluímos para sonhar

1. Pace-Schott, Edward F. "Dreaming as a Storytelling Instinct". *Frontiers in Psychology*, 2 de abril de 2013.
2. Hall, Calvin S.; Van de Castle, Robert L. *The Content Analysis of Dreams*, Appleton-Century-Crofts, 1966.
3. Domhoff, William; Schneider, Adam. "Are Dreams Social Simulations? Or Are They Enactments of Conceptions and Personal Concerns? An Empirical and Theoretical Comparison of Two Dream Theories", *Dreaming*, 2018.
4. Bowe-Anders, Constance, et al. "Effects of Goggle-altered Color Perception on Sleep", *Perceptual and Motor Skills*, fevereiro de 1974.
5. De Koninck, Joseph, et al. "Vertical Inversion of the Visual Field and REM Sleep Mentation", *Journal of Sleep Research*, março de 1996.
6. Arnulf, Isabelle, et al. "Will Students Pass a Competitive Exam That They Failed in Their Dreams?", *Consciousness and Cognition*, outubro de 2014.
7. van der Helm, Els, et al. "REM Sleep Depotentiates Amygdala Activity to Previous Emotional Experiences", *Current Biology*, 6 de dezembro de 2011.
8. Cartwright, Rosalind, et al. "Broken Dreams: A Study of the Effects of Divorce and Depression on Dream Content", *Psychiatry*, 1984.
9. Flinn, Mark V. "The Creative Neurons", *Frontiers in Psychology*, 22 novembro de 2021.
10. Hoel, Erik. "The Overfitted Brain: Dreams Exist to Assist Generalization", *Patterns*, 14 de maio de 2021.

2. Pesadelos são necessários

1. "Nightmare on Science Street", *Science Vs* podcast, 9 de junho de 2022.
2. Elder, Rachel. "Speaking Secrets: Epilepsy, Neurosurgery, and Patient Testimony in the Age of the Explorable Brain, 1934–1960", *Bulletin of the History of Medicine*, inverno de 2015.

3 Hublin, Christer. et al. "Nightmares: Familial Aggregation and Association with Psychiatric Disorders in a Nationwide Twin Cohort", *American Journal of Medical Genetics*, 25 de outubro de 2002.
4 Moore, Rebecca S., et al. "Piwi/ PRG-1 Argonaute and TGF-β Mediate Transgenerational Learned Pathogenic Avoidance", *Cell*, 13 de junho de 2019.
5 Arzy, Shahar, et al. "Induction of an Illusory Shadow Person", *Nature*, setembro de 2006.
6 Krakow, Barry, et al. "Imagery Rehearsal Therapy for Chronic Nightmares in Sexual Assault Survivors with Posttraumatic Stress Disorder: A Randomized Controlled Trial", *Journal of the American Medical Association*, 1º de agosto de 2001.

3. Sonhos eróticos: A personificação do desejo

1 Quiroga, Rodrigo Quian. "Single-neuron Recordings in Epileptic Patients", *Advances in Clinical Neuroscience and Rehabilitation*, julho/agosto de 2009.
2 DreamBank.net, uma coletânea em inglês de mais de 20 mil relatos de sonhos.
3 Chen, Wanzhen, et al. "Development of a Structure-validated Sexual Dream Experience Questionnaire (SDEQ) in Chinese University Students", *Comprehensive Psychiatry*, janeiro de 2015.
4 Selterman, Dylan F., et al. "Dreaming of You: Behavior and Emotion in Dreams of Significant Others Predict Subsequent Relational Behavior", *Social Psychological and Personality Science*, 6 de maio de 2013.
5 Domhoff, G. William. "Barb Sanders: Our Best Case Study to Date, and One That Can Be Built Upon", dreams.ucsc.edu/Findings/barb_sanders.html, sem data.

4. Sonhos e criatividade: Como os sonhos liberam o poder criativo em nós

1 Dement, William. *Some Must Watch While Some Must Sleep*, W. H. Freemont & Co., 1972, pp. 99–101.
2 Liu, Siyuan, et al. "Brain Activity and Connectivity during Poetry Composition: Toward a Multidimensional Model of the Creative Process", *Human Brain Mapping*, 26 de maio de 2015.
3 Cai, Denise J., et al. "REM, Not Incubation, Improves Creativity by Priming Associative Networks", *Proceedings of the National Academy of Sciences*, 23 de junho de 2009.
4 Mason, Robert A.; Just, Marcel Adam. "Neural Representations of Procedural Knowledge", *Psychological Science*, 12 de maio de 2020.
5 Hartmann, Ernest, et al."Who Has Nightmares? The Personality of the Lifelong Nightmare Sufferer", *Archives of General Psychiatry*, janeiro de 1987.
6 Barrett, Deirdre. "Dreams and Creative Problem-solving", *Annals of the New York Academy of Sciences*, 22 de junho de 2017.
7 "BAFTA Screenwriters' Lecture Series", 30 de setembro de 2011, youtube.com.
8 Dalí, Salvador. *50 Secrets of Magic Craftsmanship* (tradução para o inglês H. Chevalier), Dover, 1992.

9. Lacaux, Célia, et al. "Sleep Onset Is a Creative Sweet Spot", *Science Advances*, 8 de dezembro de 2021.
10. Horowitz, Adam Haar, et al. "Dormio: A Targeted Dream Incubation Device", *Consciousness and Cognition*, agosto de 2020.

5. Sonhos e saúde: O que os sonhos revelam sobre nosso bem-estar

1. Kasatkin, Vasily. *A Theory of Dreams*, lulu.com, 27 de maio de 2014.
2. Rozen, Naama; Soffer-Dudek, Nirit. "Dreams of Teeth Falling Out: An Empirical Investigation of Physiological and Psychological Correlates", *Frontiers in Psychology*, 26 de setembro de 2018.
3. Cartwright, Rosalind. "Dreams and Adaptation to Divorce", em *Trauma and Dreams*, org. Deirdre Barrett, Harvard University Press, 1996, pp. 179-185.
4. Hill, Clara; Knox, Sarah. "The Use of Dreams in Modern Psychotherapy", *International Review of Neurobiology*, 2010.
5. Duffey, Thelma H., et al. "The Effects of Dream Sharing on Marital Intimacy and Satisfaction", *Journal of Couple & Relationship Therapy*, 25 de setembro de 2008.
6. DeHart, Dana. "Cognitive Restructuring Through Dreams and Imagery: Descriptive Analysis of a Women's Prison-based Program", *Journal of Offender Rehabilitation*, 22 de dezembro de 2009.
7. Blagrove, Mark, et al. "Testing the Empathy Theory of Dreaming: The Relationships between Dream Sharing and Trait and State Empathy", *Frontiers in Psychology*, 20 de junho de 2019.
8. Ullman, Montague. "The Experiential Dream Group: Its Application in the Training of Therapists", *Dreaming*, dezembro de 1994.
9. Cartwright, Rosalind, et al. "REM Sleep Reduction, Mood Regulation and Remission in Untreated Depression", *Psychiatry Research*, 1º de dezembro de 2003.
10. Da Silva, Thiago Rovai; Nappo, Solange Aparecida. "Crack Cocaine and Dreams: The View of Users", *Ciência & Saúde Coletiva*, 24 de março de 2019.
11. "The Dreaming Mind: Waking the Mysteries of Sleep", *World Science Festival*, 17 de novembro de 2022, youtube.com.
12. Van der Kolk, Bessel, *O corpo guarda as marcas: Cérebro, mente e corpo na cura do trauma*, trad. Donaldson M. Garschagen, Rio de Janeiro, Sextante, 2020.
13. Hartmann, Ernest. "Nightmare after Trauma as Paradigm for All Dreams: A New Approach to the Nature and Functions of Dreaming", *Psychiatry: Interpersonal and Biological Processes*, 1998.
14. Li, Hao, et al. "Neurotensin Orchestrates Valence Assignment in the Amygdala", *Nature*, 18 de agosto de 2022.

6. Sonhos lúcidos: Entre a vigília e o sonho

1. Hearne, Keith M. T. "Lucid Dreams: An Electro-physiological and Psychological Study", tese de doutorado, Universidade de Liverpool, maio de 1978.

2 Worsley, Alan. "Alan Worsley's Work on Lucid Dreaming", *Lucidity Letter*, 1991.
3 Hearne, Keith M. T. *The Dream Machine: Lucid Dreams and How to Control Them*, Aquarian Press, 1990.
4 Mallett, Remington. "Partial Memory Reinstatement while (Lucid) Dreaming to Change the Dream Environment", *Consciousness and Cognition*, 2020.
5 LaBerge, Stephen. "Lucid Dreaming and the Yoga of the Dream State: A Psychophysiological Perspective", em *Buddhism and Science: Breaking New Ground*, org. B. A. Wallace, Columbia University Press, 2003, p. 233.
6 "Lucid Dreaming with Ursula Voss", "Science & Cocktails", youtube.com.
7 Zhunusova, Zanna; Raduga, Michael; Shashkov, Andrey. "Overcoming Phobias by Lucid Dreaming", *Psychology of Consciousness: Theory, Research, and Practice*, 2022.
8 Erlacher, Daniel; Stumbrys, Tadas; Schredl, Michael. "Frequency of Lucid Dreams and Lucid Dream Practice in German Athletes", *Imagination, Cognition and Personality*, fevereiro de 2012.
9 Schädlich, Melanie; Erlacher, Daniel; Schredl, Michael. "Improvement of Darts Performance following Lucid Dream Practice Depends on the Number of Distractions while Rehearsing within the Dream – A Sleep Laboratory Pilot Study", *Journal of Sports Sciences*, 22 de dezembro de 2016.
10 Schädlich, Melanie; Erlacher, Daniel. "Lucid Music – A Pilot Study Exploring the Experiences and Potential of Music-making in Lucid Dreams", *Dreaming*, 2018.
11 "The Dreaming Mind: Waking the Mysteries of Sleep", World Science Festival, youtube.com.
12 Stumbrys, Tadas; Daniels, Michael. "An Exploratory Study of Creative Problem Solving in Lucid Dreams: Preliminary Findings and Methodological Considerations", *International Journal of Dream Research*, novembro de 2010.
13 "The Dreaming Mind: Waking the Mysteries of Sleep", World Science Festival, youtube.com.
14 Konkoly, Karen R., et al. "Real-time Dialogue between Experimenters and Dreamers during REM Sleep", *Current Biology*, 12 de abril de 2021.
15 Raduga, Michael. "'I Love You': The First Phrase Detected from Dreams", *Sleep Science*, 2022.

7. Como induzir sonhos lúcidos

1 Erlacher, Daniel; Stumbrys, Tadas; Schredl, Michael. "Frequency of Lucid Dreams and Lucid Dream Practice in German Athletes", *Imagination, Cognition and Personality*, fevereiro de 2012.
2 Cosmic Iron. "Senses Initiated Lucid Dream (SSILD) Official Tutorial", cosmiciron.blogspot.com/2013/01/senses-initiated-lucid-dream-ssild_16.html.
3 Appel, Kristoffer. "Inducing Signal-verified Lucid Dreams in 40% of Untrained Novice Lucid Dreamers within Two Nights in a Sleep Laboratory Setting", *Consciousness and Cognition*, agosto de 2020.
4 LaBerge, Stephen; LaMarca, Kristen; Baird, Benjamin. "Pre-sleep Treatment with

Galantamine Stimulates Lucid Dreaming: A Double-blind, Placebo-controlled, Crossover Study", *PLOS One*, 2018.
5 LaBerge, Stephen; Levitan, Lynn. "Validity Established of DreamLight Cues for Eliciting Lucid Dreaming", *Dreaming*, 1995.
6 Mota-Rolim, Sérgio A., et al. "Portable Devices to Induce Lucid Dreams – Are They Reliable?", *Frontiers in Neuroscience*, 8 de maio de 2019.

8. O futuro dos sonhos

1 "Yukiyasu Kamitani (Universidade de Kyoto), Deep Image Reconstruction from the Human Brain", youtube.com.
2 Huth, Alexander G., et al. "Natural Speech Reveals the Semantic Maps That Tile Human Cerebral Cortex", *Nature*, 27 de abril de 2016.
3 Popham, Sarah F., et al. "Visual and Linguistic Semantic Representations Are Aligned at the Border of Human Visual Cortex", *Nature Neuroscience*, novembro de 2021.
4 Shanahan, Laura K., et al. "Odor-evoked Category Reactivation in Human Ventromedial Prefrontal Cortex during Sleep Promotes Memory Consolidation", *Neuroscience*, 18 de dezembro de 2018.
5 Arzi, Anat, et al. "Olfactory Aversive Condition during Sleep Reduces Cigarette-smoking Behavior", *The Journal of Neuroscience*, 12 de novembro de 2014.
6 Mahdavi, Mehdi; Fatehi-Rad, Navid; Barbosa, Belem. "The Role of Dreams of Ads in Purchase Intention", *Dreaming*, 2019.
7 Ai, Sizhi, et al. "Promoting Subjective Preferences in Simple Economic Choices during Nap", eLife, 6 de dezembro de 2018.
8 *The Risks and Challenges of Neurotechnologies for Human Rights*, Unesco, 2023.
9 "Rafael Yuste: 'Let's Act Before It's Too Late'", en.unesco.org/courier/2022-1/rafael--yuste-lets-act-its-too-late, 2022.

9. A interpretação dos sonhos

1 Malinowski, Josie; Horton, C. L. "Dreams Reflect Nocturnal Cognitive Processes: Early-night Dreams Are More Continuous with Waking Life, and Late-night Dreams Are More Emotional and Hyperassociative", *Consciousness and Cognition*, 2021.
2 Hartmann, Ernest. "The Underlying Emotion and the Dream: Relating Dream Imagery to the Dreamer's Underlying Emotion Can Help Elucidate the Nature of Dreaming", *International Review of Neurobiology*, 2010.
3 Breger, L.; Hunter, I.; Lane, R. "The Effect of Stress on Dreams", *Psychological Issues*, 1971.
4 Hartmann, Ernest. "The Underlying Emotion and the Dream: Relating Dream Imagery to the Dreamer's Underlying Emotion Can Help Elucidate the Nature of Dreaming", *International Review of Neurobiology*, 2010.
5 Truscott, Ross. "Mandela's Dreams", africasacountry.com/2018/11/mandelas-dreams, 15 de novembro de 2018.

LEITURAS ADICIONAIS

Ahmadi, Fereshteh; Hussin, Nur Atikah Mohamed. "Cancer Patients' Meaning Making Regarding Their Dreams: A Study among Cancer Patients in Malaysia", *Dreaming*, 2020.

Akkaoui, Marine Ambar, et al. "Nightmares in Patients with Major Depressive Disorder, Bipolar Disorder, and Psychotic Disorders: A Systematic Review", *Journal of Clinical Medicine*, 2020.

Alcaro, Antonio; Carta, Stefano. "The 'Instinct' of Imagination: A Neuro-ethological Approach to the Evolution of the Reflective Mind and Its Application to Psychotherapy", *Frontiers in Human Neuroscience*, 23 de janeiro de 2019.

Alessandria, Maria, et al. "Normal Body Scheme and Absent Phantom Limb Experience in Amputees while Dreaming", *Consciousness and Cognition*, 13 de julho de 2011.

Alexander, Marcalee Sipski; Marson, Lesley. "The Neurologic Control of Arousal and Orgasm with Specific Attention to Spinal Cord Lesions: Integrating Preclinical and Clinical Sciences", *Autonomic Neuroscience: Basic and Clinical*, 2018.

Andersen, Monica L., et al. "Sexsomnia: Abnormal Sexual Behavior during Sleep", *Brain Research Reviews*, 2007.

Andrews-Hanna, Jessica R. "The Brain's Default Network and Its Adaptive Role in Internal Mentation", *Neuroscientist*, junho de 2012.

Andrews-Hanna, Jessica R.; Grilli, Matthew D. "Mapping the Imaginative Mind: Charting New Paths Forward", *Current Directions in Psychological Science*, fevereiro de 2021.

Appel, K., et al. "Inducing Signal-verified Lucid Dreams in 40% of Untrained Novice Lucid Dreamers within Two Nights in a Sleep Laboratory Setting", *Consciousness and Cognition*, 2020.

Arehart-Treichel, Joan. "Amazon People's Dreams Hold Lessons for Psychotherapy", *Psychiatric News*, 4 de março de 2011.

Aspy, Denholm J. "Findings from the International Dream Induction Study", *Frontiers in Psychology*, 17 de julho de 2020.

Aspy, Denholm J., et al. "Reality Testing and the Mnemonic Induction of Lucid Dreams: Findings from the National Australian Lucid Dream Induction Study", *Dreaming*, 2017.

BaHammam, Ahmed S.; Almeneessier, Aljohara S. "Dreams and Nightmares in Patients with Obstructive Sleep Apnea: A Review", *Frontiers in Neurology*, 22 de outubro de 2019.

Bainbridge, Wilma A., et al. "Quantifying Aphantasia Through Drawing: Those without Visual Imagery Show Deficits in Object but Not Spatial Memory", *Cortex*, 2021.

Baird, Benjamin, et al. "Frequent Lucid Dreaming Associated with Increased Functional Connectivity between Frontopolar Cortex and Temporoparietal Association Areas", *Scientific Reports*, 12 de dezembro de 2018.

Baird, Benjamin, et al. "Inspired by Distraction: Mind Wandering Facilitates Creative Incubation", *Psychological Science*, 1º de outubro de 2012.

Baird, Benjamin; LaBerge, Stephen; Tononi, Giulio. "Two-way Communication in Lucid REM Sleep Dreaming", *Trends in Cognitive Sciences*, junho de 2021.

Baird, Benjamin; Mota-Rolim, Sergio; Dresler, Martin. "The Cognitive Neuroscience of Lucid Dreaming", *Neuroscience Biobehavioral Review*, 1º de maio de 2020.

Baird, Benjamin; Tononi, Giulio; LaBerge, Stephen. "Lucid Dreaming Occurs in Activated Rapid Eye Movement Sleep, Not a Mixture of Sleep and Wakefulness", *Sleep*, 2022.

Balasubramaniam, B.; Park, G. R. "Sexual Hallucinations during and after Sedation and Anaesthesia", *Anaesthesia*, 2003.

Baldelli, Luca; Provini, Federica. "Differentiating Oneiric Stupor in Agrypnia Excitata from Dreaming Disorders", *Frontiers in Neurology*, 12 de novembro de 2020.

Ball, Tonio, et al. "Signal Quality of Simultaneously Recorded Invasive and Non-invasive EEG", *NeuroImage*, 2009.

Barnes, Christopher M.; Watkins, Trevor; Klotz, Anthony. "An Exploration of Employee Dreams: The Dream-based Overnight Carryover of Emotional Experiences at Work", *Sleep Health*, 2021.

Barrett, Deirdre. "Dreams about COVID-19 versus Normative Dreams: Trends by Gender", *Dreaming*, 2020.

Barrett, Deirdre. "Dreams and Creative Problem-solving", *Annals of the New York Academy of Sciences*, 22 de junho de 2017.

Barrett, Deirdre. "The 'Committee of Sleep': A Study of Dream Incubation for Problem Solving", *Dreaming*, 1993.

Barrett, Deirdre. "The Dream Character as Prototype for Multiple Personality Alter", *Dissociation*, março de 1995.

Barry, Daniel N., et al. "The Neural Dynamics of Novel Scene Imagery", *The Journal of Neuroscience*, 29 de maio de 2019.

Bashford, Luke, et al. "The Neurophysiological Representation of Imagined Somatosensory Percepts in Human Cortex", *The Journal of Neuroscience*, 10 de março de 2021.

Bastin, Julien, et al. "Direct Recordings from Human Anterior Insula Reveal Its Leading Role within the Error-monitoring Network", *Cerebral Cortex*, fevereiro de 2017.

Baylor, George W.; Cavallero, Corrado. "Memory Sources Associated with REM and NREM Dream Reports Throughout the Night: A New Look at the Data", *Sleep*, 2001.

Beaty, Roger E., et al. "Brain Networks of the Imaginative Mind: Dynamic. Functional Connectivity of Default and Cognitive Control Networks Relates to Openness to Experience", *Human Brain Mapping*, 2017.

Beaty, Roger E., et al. "Creative Constraints: Brain Activity and Network Dynamics Underlying Semantic Interference during Idea Production", *NeuroImage*, 2017.

Beaty, Roger E., et al. "Creativity and the Default Network: A Functional Connectivity Analysis of the Creative Brain at Rest", *Neuropsychologia*, 2014.

Beaty, Roger E., et al. "Personality and Complex Brain Networks: The Role of Openness to Experience in Default Network Efficiency", *Human Brain Mapping*, 2016.

Beaty, Roger E.; Silvia, Paul J.; Benedek, Mathias. "Brain Networks Underlying Novel Metaphor Production", *Brain and Cognition*, 2017.

Beck, Jane C. "'Dream Messages' from the Dead", *Journal of the Folklore Institute*, dezembro de 1973.

Bekrater-Bodmann, Robin, et al. "Post-amputation Pain Is Associated with the Recall of an Impaired Body Representation in Dreams – Results from a Nation-wide Survey on Limb Amputees", *PLOS One*, 5 de março de 2015.

Belinda, Casher D.; Christian, Michael S. "A Spillover Model of Dreams and Work Behavior: How Dream Meaning Ascription Promotes Awe and Employee Resilience", *Academy of Management*, 27 de junho de 2022.

Beversdorf, David Q. "Neuropsychopharmacological Regulation of Performance on Creativity-related Tasks", *Current Opinion in Behavioral Sciences*, 2019.

Bhat, Sushanth, et al. "Dream-enacting Behavior in Non-rapid Eye Movement Sleep", *Sleep Medicine*, 2012.

Blagrove, Mark; Farmer, Laura; Williams, Elvira. "The Relationship of Nightmare Frequency and Nightmare Distress to Well-being", *Journal of Sleep Research*, 2004.

Blagrove, Mark; Pace-Schott, Edward F. "Trait and Neurobiological Correlates of Individual Differences in Dream Recall and Dream Content", *International Review of Neurobiology*, 2010.

Blanchette-Carrière, Cloé, et al. "Attempted Induction of Signalled Lucid Dreaming by Transcranial Alternating Current Stimulation", *Consciousness and Cognition*, 2020.

Błaśkiewicz, Monika. "Healing Dreams at Epidaurus: Analysis and Interpretation of the Epidaurian Iamata", *Miscellanea Anthropologica et Sociologica*, 2014.

Boehme, Rebecca; Olausson, Håkan. "Differentiating Self-touch from Social Touch", *Current Opinion in Behavioral Sciences*, 2022.

Bogzaran, Fariba. "Experiencing the Divine in the Lucid Dream State", *Lucidity Letter*, 1991.

Bonamino, C., Watling, C.; Polman, R. "The Effectiveness of Lucid Dreaming Practice on Waking Task Performance: A Scoping Review of Evidence and Meta-analysis", *Dreaming*, 2022.

Borchers, Svenja, et al. "Direct Electrical Stimulation of Human Cortex—the Gold Standard for Mapping Brain Functions?" *Nature Reviews Neuroscience*, novembro de 2011.

Borghi, Lidia, et al. "Dreaming during Lockdown: A Quali-quantitative Analysis of the Italian Population Dreams during the First COVID-19 Pandemic Wave", *Research in Psychotherapy: Psychopathology, Process and Outcome*, 2021.

Bradley, Claire, et al. "State-dependent Effects of Neural Stimulation on Brain Function and Cognition", *Nature Reviews Neuroscience*, agosto de 2022.

Braun, A. R., et al. "Regional Cerebral Blood Flow Throughout the Sleep–Wake Cycle: An H2(15)O PET Study", *Brain*, 1997.

Brecht, Michael; Lenschow, Constanze; Rao, Rajnish P. "Socio-sexual Processing in Cortical Circuits", *Current Opinion in Neurobiology*, 2018.

Brink, Susan M.; Allan, John A. B.; Boldt, Walter. "Symbolic Representation of Psychological States in the Dreams of Women with Eating Disorders", *Canadian Journal of Counselling/Revue canadienne de counseling*, 1995.

Brock, Matthew S., et al. "Clinical and Polysomnographic Features of Trauma-associated Sleep Disorder", *Journal of Clinical Sleep Medicine*, 2022.

Brosch, Renate. "What We 'See' When We Read: Visualization and Vividness in Reading Fictional Narratives", *Cortex*, 2018.

Brugger, Peter. "The Phantom Limb in Dreams", *Consciousness and Cognition*, 2008.

Bugalho, Paulo, et al. "Progression in Parkinson's Disease: Variation in Motor and Non-motor Symptoms Severity and Predictors of Decline in Cognition, Motor Function, Disability, and Health-related Quality of Life as Assessed by Two Different Methods", *Movement Disorders Clinical Practice*, junho de 2021.

Bugalho, Paulo; Paiva, Teresa. "Dream Features in the Early Stages of Parkinson's Disease", *Journal of Neural Transmission*, 2011.

Bulgarelli, Chiara, et al. "The Developmental Trajectory of Frontotemporoparietal Connectivity as a Proxy of the Default Mode Network: A Longitudinal fNIRS Investigation", *Human Brain Mapping*, 4 de março de 2020.

Bulkeley, Kelly. "Dreaming as Inspiration: Evidence from Religion, Philosophy, Literature, and Film", *International Review of Neurobiology*, 2010.

Bulkeley, Kelly. "The Future of Dream Science", *Annals of the New York Academy of Sciences*, 2017.

Burk, Larry. "Warning Dreams Preceding the Diagnosis of Breast Cancer: A Survey of the Most Important Characteristics", *Explore*, junho de 2015.

Burnham, Melissa M.; Conte, Christian. "Developmental Perspective Dreaming across the Lifespan and What This Tells Us", *International Review of Neurobiology*, 2010.

Bushnell, Greta A., et al. "Association of Benzodiazepine Treatment for Sleep Disorders with Drug Overdose Risk among Young People", *JAMA Network Open*, 2022.

Calabrò, Rocco S., et al. "Neuroanatomy and Function of Human Sexual Behavior: A Neglected or Unknown Issue?", *Brain and Behavior*, 2019.

Campbell, Ian G., et al. "Sex, Puberty, and the Timing of Sleep EEG Measured Adolescent Brain Maturation", *Proceedings of the National Academy of Sciences*, 26 de março de 2012.

Cappadona, R., et al. "Sleep, Dreams, Nightmares, and Sex-related Differences: A Narrative Review", *European Review for Medical and Pharmacological Sciences*, 2021.

Carr, Michelle, et al. "Dream Engineering: Simulating Worlds Through Sensory Stimulation", *Consciousness and Cognition*, 2020.

Carr, Michelle, et al. "Towards Engineering Dreams", *Consciousness and Cognition*, 2020.

Carton-Leclercq, Antoine, et al. "Laminar Organization of Neocortical Activities during Systemic Anoxia", *Neurobiology of Disease,* novembro de 2023.

Cartwright, Rosalind, et al. "Effect of an Erotic Movie on the Sleep and Dreams of Young Men", *Archives of General Psychiatry*, março de 1969.

Cartwright, Rosalind, et al. "Relation of Dreams to Waking Concerns", *Psychiatry Research*, 2006.

Carvalho, Diana, et al. "The Mirror Neuron System in Post-stroke Rehabilitation", *International Archives of Medicine*, 2013.

Carvalho, I., et al. "Cultural Explanations of Sleep Paralysis: The Spiritual Phenomena", *European Psychiatry*, 23 de março de 2020.

Cavallero, Corrado. "The Quest for Dream Sources", *Journal of Sleep Research*, 1993.

Cavallotti, Simone, et al. "Aggressiveness in the Dreams of Drug-naïve and Clonazepam-treated Patients with Isolated REM Sleep Behavior Disorder", *Sleep Medicine*, 5 de março de 2022.

Chaieb, Leila, et al. "New Perspectives for the Modulation of Mindwandering Using Transcranial Electric Brain Stimulation", *Neuroscience*, 2019.

Chellappa, Sarah Laxhmi; Cajochen, Christian. "Ultradian and Circadian Modulation of Dream Recall: EEG Correlates and Age Effects", *International Journal of Psychophysiology*, 2013.

Childress, Anna Rose, et al. "Prelude to Passion: Limbic Activation by 'Unseen' Drug and Sexual Cues", *PLOS One*, janeiro de 2008.

Choi, S. Y. "Dreams as a Prognostic Factor in Alcoholism", *The American Journal of Psychiatry*, 1973.

Christo, George; Franey, Christine. "Addicts Drug-related Dreams: Their Frequency and Relationship to Six-month Outcomes", *Substance Use & Misuse*, 1996.

Christoff, Kalina, et al. "Mind-wandering as Spontaneous Thought: A Dynamic Framework", *Nature Reviews Neuroscience*, novembro de 2016.

Cicolin, Alessandro, et al. "End-of-life in Oncologic Patients' Dream Content", *Brain Sciences*, 1º de agosto de 2020.

Cinosi, E., et al. "Sleep Disturbances in Eating Disorders: A Review", *La Clinica Terapeutica*, novembro de 2011.

Cipolli, Carlo, et al. "Beyond the Neuropsychology of Dreaming: Insights into the Neural Basis of Dreaming with New Techniques of Sleep Recording and Analysis", *Sleep Medicine Reviews*, 2017.

Clarke, Jessica; DeCicco, Teresa L.; Navara, Geoff. "An Investigation among Dreams with Sexual Imagery, Romantic Jealousy and Relationship Satisfaction", *International Journal of Dream Research*, 2010.

Cochen, V., et al. "Vivid Dreams, Hallucinations, Psychosis and REM Sleep in Guillain-Barré Syndrome", *Brain*, 2005.

Colace, Claudio. "Drug Dreams in Cocaine Addiction", *Drug and Alcohol Review*, março de 2006.

Collerton, Daniel; Perry, Elaine. "Dreaming and Hallucinations – Continuity or Discontinuity? Perspectives from Dementia with Lewy Bodies", *Consciousness and Cognition*, 2011.

Conte, Francesca, et al. "Changes in Dream Features across the First and Second Waves of the Covid-19 Pandemic", *Journal of Sleep Research*, 22 de junho de 2021.

Coolidge, Frederick L., et al. "Do Nightmares and Generalized Anxiety Disorder in Childhood and Adolescence Have a Common Genetic Origin?", *Behavior Genetics*, 10 de novembro de 2009.

Cooper, Shelly. "Lighting up the Brain with Songs and Stories", *General Music Today*, 2010.

Courtois, Frédérique; Alexander, Marcalee; McLain, Amie B. Jackson. "Women's Sexual Health and Reproductive Function after SCI", *Topics in Spinal Cord Injury Rehabilitation*, 2017.

Coutts, Richard. "Variation in the Frequency of Relationship Characters in the Dream Reports of Singles: A Survey of 15,657 Visitors to an Online Dating Website", *Comprehensive Psychology*, 2015.

Cox, Ann. "Sleep Paralysis and Folklore", *Journal of the Royal Society of Medicine Open*, 2015.

Curot, Jonathan, et al. "Déjà-rêvé: Prior Dreams Induced by Direct Electrical Brain Stimulation", *Brain Stimulation*, 2018.

Curot, Jonathan, et al. "Memory Scrutinized Through Electrical Brain Stimulation: A Review of 80 Years of Experiential Phenomena", *Neuroscience and Biobehavioral Reviews*, 2017.

Dagher, Alain; Misic, Bratislav. "Holding onto Youth", *Cell Metabolism*, 1º de agosto de 2017.

Dahan, Lionel, et al. "Prominent Burst Firing of Dopaminergic Neurons in the Ventral Tegmental Area during Paradoxical Sleep", *Neuropsychopharmacology*, 2007.

Dale, Allyson; Lafrenière, Alexandre; De Koninck, Joseph. "Dream Content of Canadian

Males from Adolescence to Old Age: An Exploration of Ontogenetic Patterns", *Consciousness and Cognition*, março de 2017.

Dale, Allyson; Lortie-Lussier, Monique; De Koninck, Joseph. "Ontogenetic Patterns in the Dreams of Women across the Lifespan", *Consciousness and Cognition*, 2015.

Dang-Vu, T. T., et al. "A Role for Sleep in Brain Plasticity", *Journal of Pediatric Rehabilitation Medicine*, 2006.

D'Argembeau, Arnaud; Van der Linden, Martial. "Individual Differences in the Phenomenology of Mental Time Travel: The Effect of Vivid Visual Imagery and Emotion Regulation Strategies", *Consciousness and Cognition*, 2006.

Davis, Joanne L.; Wright, David C. "Case Series Utilizing Exposure, Relaxation, and Rescripting Therapy: Impact on Nightmares, Sleep Quality, and Psychological Distress", *Behavioral Sleep Medicine*, 2005.

Dawes, Alexei J., et al. "A Cognitive Profile of Multi-sensory Imagery, Memory and Dreaming in Aphantasia", *Scientific Reports*, 2020.

DeCicco, Teresa L., et al. "A Cultural Comparison of Dream Content, Mood and Waking Day Anxiety between Italians and Canadians", *International Journal of Dream Research*, 2013.

DeCicco, Teresa L., et al. "Exploring the Dreams of Women with Breast Cancer: Content and Meaning of Dreams", *International Journal of Dream Research*, novembro de 2010.

De Gennaro, Luigi, et al. "How We Remember the Stuff That Dreams Are Made of: Neurobiological Approaches to the Brain Mechanisms of Dream Recall", *Behavioural Brain Research*, 2012.

De Gennaro, Luigi, et al. "Recovery Sleep after Sleep Deprivation Almost Completely Abolishes Dream Recall", *Behavioural Brain Research*, 2010.

De la Chapelle, Aurélien, et al. "Relationship between Epilepsy and Dreaming: Current Knowledge, Hypotheses, and Perspectives", *Frontiers in Neuroscience*, 6 de setembro de 2021.

De Macêdo, Tainá Carla Freitas, et al. "My Dream, My Rules: Can Lucid Dreaming Treat Nightmares?", *Frontiers in Psychology*, novembro de 2019.

Dement, William C. "History of Sleep Medicine", *Neurologic Clinics*, 2005.

Dement, William C. "The Effect of Dream Deprivation: The Need for a Certain Amount of Dreaming Each Night Is Suggested by Recent Experiments", *Science*, 1960.

Denis, Dan; Poerio, Giulia L. "Terror and Bliss? Commonalities and Distinctions between Sleep Paralysis, Lucid Dreaming, and Their Associations with Waking Life Experiences", *Journal of Sleep Research*, 2017.

Desseilles, Martin, et al. "Cognitive and Emotional Processes during Dreaming: A Neuroimaging View", *Consciousness and Cognition*, 2011.

Devine, Rory T.; Hughes, Claire. "Silent Films and Strange Stories: Theory of Mind, Gender, and Social Experiences in Middle Childhood", *Child Development*, 30 de novembro de 2012.

Dijkstra, Nadine; Bosch, Sander E.; van Gerven, Marcel A. J. "Shared Neural Mechanisms of Visual Perception and Imagery", *Trends in Cognitive Sciences*, 2019.

Di Noto, Paula M., et al. "The Hermunculus: What Is Known about the Representation of the Female Body in the Brain?" *Cerebral Cortex*, maio de 2013.

Dodet, Pauline, et al. "Lucid Dreaming in Narcolepsy", *Sleep*, 2015.

Domhoff, William G.; Schneider, Adam. "From Adolescence to Young Adulthood in Two Dream Series: The Consistency and Continuity of Characters and Major Personal Interests", *Dreaming*, 2020.

Domhoff, William G.; Schneider, Adam. "Similarities and Differences in Dream Content at the Cross-cultural, Gender, and Individual Levels", *Consciousness and Cognition*, 2008.

Duffau, Hugues. "The 'Frontal Syndrome' Revisited: Lessons from Electrostimulation Mapping Studies", *Cortex*, 2012.

Duffey, Thelma H., et al. "The Effects of Dream Sharing on Marital Intimacy and Satisfaction", *Journal of Couples & Relationship Therapy*, 2004.

Dumontheil, Iroise, Apperly, Ian A.; Blakemore, Sarah-Jayne. "Online Usage of Theory of Mind Continues to Develop in Late Adolescence", *Developmental Science*, 2010.

Dumser, Britta, et al. "Symptom Dynamics among Nightmare Sufferers: An Intensive Longitudinal Study", *Journal of Sleep Research*, 17 de outubro de 2022.

Durantin, Gautier, Dehais, Frederic; Delorme, Arnaud. "Characterization of Mind Wandering Using fNIRS", *Frontiers in Systems Neuroscience*, 26 de março de 2015.

Edwards, Christopher L., et al. "Dreaming and Insight", *Frontiers in Psychology*, 24 de dezembro de 2013.

Eichenbaum, Howard. "Time Cells in the Hippocampus: A New Dimension for Mapping Memories", *Nature Reviews Neuroscience*, novembro de 2014.

Eickhoff, Simon B., et al. "Anatomical and Functional Connectivity of Cytoarchitectonic Areas within the Human Parietal Operculum", *The Journal of Neuroscience*, 5 de maio de 2010.

El Haj, Mohamad; Lenoble, Quentin. "Eying the Future: Eye Movement in Past and Future Thinking", *Cortex*, 2018.

Engel, Andreas K., et al. "Invasive Recordings from the Human Brain: Clinical Insights and Beyond", *Nature Reviews Neuroscience*, janeiro de 2005.

Erlacher, Daniel; Chapin, Heather. "Lucid Dreaming: Neural Virtual Reality as a Mechanism for Performance Enhancement", *International Journal of Dream Research*, 2010.

Erlacher, Daniel; Shredl, Michael. "Dreams Reflecting Waking Sports Activities: A Comparison of Sport and Psychology Students", *International Journal of Sport Psychology*, 2004.

Erlacher, Daniel; Shredl, Michael. "Do REM (Lucid) Dreamed and Executed Actions Share the Same Neural Substrate?" *International Journal of Dream Research*, 2008.

Erlacher, Daniel; Shredl, Michael. "Practicing a Motor Task in a Lucid Dream Enhances Subsequent Performance: A Pilot Study", *The Sport Psychologist*, 2010.

Erlacher, Daniel; Shredl, Michael. "Time Required for Motor Activity in Lucid Dreams", *Perceptual and Motor Skills*, 2004.

Erlacher, Daniel; Ehrlenspiel, Felix; Schredl, Michael. "Frequency of Nightmares and Gender Significantly Predict Distressing Dreams of German Athletes Before Competitions or Games", *The Journal of Psychology*, 2011.

Erlacher, Daniel, et al. "Inducing Lucid Dreams by Olfactory-cued Reactivation of Reality Testing during Early-morning Sleep: A Proof of Concept", *Consciousness and Cognition*, 2020.

Erlacher, Daniel, et al. "Ring, Ring, Ring ... Are You Dreaming? Combining Acoustic Stimulation and Reality Testing for Lucid Dream Induction: A Sleep Laboratory Study", *International Journal of Dream Research*, 2020.

Erlacher, Daniel, et al. "Time for Actions in Lucid Dreams: Effects of Task Modality, Length, and Complexity", *Frontiers in Psychology*, 2014.

Erlacher, Daniel; Shredl, Michael; Stumbrys, Tadas. "Self-perceived Effects of Lucid Dreaming on Mental and Physical Health", *International Journal of Dream Research*, 2020.

Fagiani, Francesca, et al. "The Circadian Molecular Machinery in CNS Cells: A Fine Tuner of Neuronal and Glial Activity with Space/Time Resolution", *Frontiers in Molecular Neuroscience*, 1º de julho de 2022.

Fan, Fengmei, et al. "Development of the Default-mode Network during Childhood and Adolescence: A Longitudinal Resting-state fMRI Study", *NeuroImage*, 2021.

Fazekas, Peter; Nanay, Bence; Pearson, Joel. "Offline Perception: An Introduction", *Philosophical Transactions of the Royal Society*, 28 de outubro de 2020.

Fell, Jürgen, et al. "Human Memory Formation Is Accompanied by Rhinal–Hippocampal Coupling and Decoupling", *Nature Neuroscience*, dezembro de 2001.

Fennig, S.; Salganik, E.; Chayat, M. "Psychotic Episodes and Nightmares: A Case Study", *The Journal of Nervous and Mental Disease*, janeiro de 1992.

Fenwick, Peter, et al. "Lucid Dreaming: Correspondence between Dreamed and Actual Events in One Subject during REM Sleep", *Biological Psychology*, 1984.

Fireman, G. D., Levin, R.; Pope, A. W. "Narrative Qualities of Bad Dreams and Nightmares", *Dreaming*, 2014.

Fogel, Stuart M., et al. "A Novel Approach to Dream Content Analysis Reveals Links between Learning-related Dream Incorporation and Cognitive Abilities", *Frontiers in Psychology*, 8 de agosto de 2018.

Fogli, Alessandro, Aiello, Luca Maria; Quercia, Daniele. "Our Dreams, Our Selves: Automatic Analysis of Dream Reports", *Royal Society Open Science*, 26 de agosto de 2020.

Foulkes, David. "Sleep and Dreams. Dream Research: 1953-1993", *Sleep*, 1996.

Foulkes, David, et al. "REM Dreaming and Cognitive Skills at Age 5–8: A Cross-sectional Study", *International Journal of Behavioral Development*, 1990.

Fox, Kieran C. R.; Andrews-Hanna, Jessica R.; Christoff, Kalina. "The Neurobiology of Self-generated Thought from Cells to Systems: Integrating Evidence from Lesion Studies, Human Intracranial Electrophysiology, Neurochemistry, and Neuroendocrinology", *Neuroscience*, 2016.

Fox, Kieran C. R., et al. "Changes in Subjective Experience Elicited by Direct Stimulation of the Human Orbitofrontal Cortex", *Neurology*, 19 de setembro de 2018.

Fox, Kieran C. R., et al. "Dreaming as Mind Wandering: Evidence from Functional Neuroimaging and First-person Content Reports", *Frontiers in Human Neuroscience*, 30 de julho de 2013.

Fox, Kieran C. R., et al. "Intrinsic Network Architecture Predicts the Effects Elicited by Intracranial Electrical Stimulation of the Human Brain", *Nature Human Behaviour*, outubro de 2020.

Fränkl, Eirin, et al. "How Our Dreams Changed during the COVID-19 Pandemic: Effects and Correlates of Dream Recall Frequency – A Multinational Study on 19,355 Adults", *Nature and Science of Sleep*, 2021.

Frick, Andrea; Hansen, Melissa; Newcombe, Nora S. "Development of Mental Rotation in 3to 5-year-old Children", *Cognitive Development*, 2013.

Fried, Itzhak, et al. "Electric Current Stimulates Laughter", *Nature*, 12 de fevereiro de 1998.

Fried, Itzhak; MacDonald, Katherine A.; Wilson, Charles L. "Single Neuron Activity in Human Hippocampus and Amygdala during Recognition of Faces and Objects", *Neuron*, maio de 1997.

Fröhlich, Flavio; Sellers, Kristin K.; Cordle, Asa L. "Targeting the Neurophysiology of Cognitive Systems with Transcranial Alternating Current Stimulation", *Expert Review of Neurotherapeutics*, 30 de dezembro de 2014.

Fulford, Jon, et al. "The Neural Correlates of Visual Imagery Vividness – An fMRI Study and Literature Review", *Cortex*, 2018.

Funkhouser, Arthur. "Dreams and Dreaming among the Elderly: An Overview", *Aging and Mental Health*, junho de 2010.

Garcia, Odalis, et al. "What Goes Around Comes Around: Nightmares and Daily Stress Are Bidirectionally Associated in Nurses", *Stress and Health*, 2021.

Gauchat, Aline, et al. "The Content of Recurrent Dreams in Young Adolescents", *Consciousness and Cognition*, dezembro de 2015.

Georgiadis, J. R.; Kringelbach, M. L. "The Human Sexual Response Cycle: Brain Imaging Evidence Linking Sex to Other Pleasures", *Progress in Neurobiology*, 2012.

Gerrans, Philip. "Dream Experience and a Revisionist Account of Delusions of Misidentification", *Consciousness and Cognition*, 2012.

Gerrans, Philip. "Pathologies of Hyperfamiliarity in Dreams, Delusions, and Déjà Vu", *Frontiers in Psychology*, 20 de fevereiro de 2014.

Gieselmann, Annika, et al. "Aetiology and Treatment of Nightmare Disorder: State of the Art and Future Perspectives", *Journal of Sleep Research*, 22 de novembro de 2018.

Giordano, Alessandra, et al. "Body Schema Self-awareness and Related Dream Content Modifications in Amputees Due to Cancer", *Brain Sciences*, 9 de dezembro de 2021.

Giordano, Alessandra, et al. "Dream Content Changes in Women After Mastectomy: An Initial Study of Body Imagery after Body-disfiguring Surgery", *Dreaming*, 2012.

Glasser, Matthew F., et al. "A Multi-modal Parcellation of Human Cerebral Cortex", *Nature*, 11 de agosto de 2016.

Gofton, Teneille E., et al. "Cerebral Cortical Activity after Withdrawal of Life-sustaining Measures in Critically Ill Patients", *American Journal of Transplantation*, 13 de julho de 2022.

Golden, R., et al. "Representation of Memories in an Abstract Synaptic Space and Its Evolution with and without Sleep", *PLOS Computational Biology*, 2022.

Golden, Ryan, et al. "Sleep Prevents Catastrophic Forgetting in Spiking Neural Networks by Forming a Joint Synaptic Weight Representation", *PLOS Computational Biology*, 2022.

Gomes, Marleide da Mota; Nardi, Antonio E. "Charles Dickens' Hypnagogia, Dreams, and Creativity", *Frontiers in Psychology*, 27 de julho de 2021.

Gorgoni, Maurizio, et al. "Pandemic Dreams: Quantitative and Qualitative Features of the Oneiric Activity during the Lockdown Due to COVID-19 in Italy", *Sleep Medicine*, maio de 2021.

Gott, Jarrod, et al. "Sleep Fragmentation and Lucid Dreaming", *Consciousness and Cognition*, 2020.

Gott, Jarrod, et al. "Virtual Reality Training of Lucid Dreaming", *Philosophical Transactions of the Royal Society*, 13 de julho de 2020.

Gottesmann, Claude. "The Development of the Science of Dreaming", *International Review of Neurobiology*, 2010.

Gottesmann, Claude. "To What Extent Do Neurobiological Sleep-waking Processes Support Psychoanalysis?" *International Review of Neurobiology*, 2010.

Goyal, S., et al. "Drugs and Dreams", *Indian Journal of Clinical Practice*, maio de 2011.

Greenberg, Daniel L.; Knowlton, Barbara J. "The Role of Visual Imagery in Autobiographical Memory", *Memory & Cognition*, 2014.

Gregor, Thomas. "A Content Analysis of Mehinaku Dreams", *Ethos*, 1981.

Griffith, Richard M.; Miyagi, Otoya; Tago, Akira. "The Universality of Typical Dreams: Japanese vs. Americans", *American Anthropologist*, dezembro de 1958.

Grover, Sandeep; Mehra, Aseem. "Incubus Syndrome: A Case Series and Review of Literature", *Indian Journal of Psychological Medicine*, 2018.

Guillory, Sean A.; Bujarski, Krzysztof A. "Exploring Emotions Using Invasive Methods: Review of 60 Years of Human Intracranial Electrophysiology", *Scan*, 2014.

Gulyás, Erzsébet, et al. "Visual Imagery Vividness Declines across the Lifespan", *Cortex*, 2022.

Hall, C. S. "Diagnosing Personality by the Analysis of Dreams", *The Journal of Abnormal and Social Psychology*, 1947.

Hall, C. S. "What People Dream About", *Scientific American*, maio de 1951.

Hansen, Kathrin, et al. "Efficacy of Psychological Interventions Aiming to Reduce Chronic Nightmares: A Meta-analysis", *Clinical Psychology Review*, fevereiro de 2013.

Harris, Kenneth D.; Thiele, Alexander. "Cortical State and Attention", *Nature Reviews Neuroscience*, setembro de 2011.

Hartmann, Ernest. "Making Connections in a Safe Place: Is Dreaming Psychotherapy?" *Dreaming*, 1995.

Hartmann, Ernest. "Nightmare after Trauma as Paradigm for All Dreams: A New Approach to the Nature and Functions of Dreaming", *Psychiatry*, 1998.

Hartmann, Ernest. "The Underlying Emotion and the Dream: Relating Dream Imagery to the Dreamer's Underlying Emotion Can Help Elucidate the Nature of Dreaming", *International Review of Neurobiology*, 2010.

Hartmann, Ernest, et al. "Who Has Nightmares? The Personality of the Lifelong Nightmare Sufferer", *Archives of General Psychiatry*, 1987.

Hawkins, G. E., et al. "Toward a Model-based Cognitive Neuroscience of Mind Wandering", *Neuroscience*, 2015.

Heather-Greener, Gail Q.; Comstock, Dana; Joyce, Roby. "An Investigation of the Manifest Dream Content Associated with Migraine Headaches: A Study of the Dreams That Precede Nocturnal Migraines", *Psychotherapy and Psychosomatics*, 1996.

Hefez, Albert; Metz, Lily; Lavie, Peretz. "Long-term Effects of Extreme Situational Stress on Sleep and Dreaming", *American Journal of Psychiatry*, 1987.

Herlin, Bastien, et al. "Evidence that Non-dreamers Do Dream: A REM Sleep Behaviour Disorder Model", *Journal of Sleep Research*, 2015.

Hertenstein, Matthew J., et al. "Touch Communicates Distinct Emotions", *Emotion*, 2006.

Hirst, Manton. "Dreams and Medicines: The Perspective of Xhosa Diviners and Novices in the Eastern Cape, South Africa", *Indo-Pacific Journal of Phenomenology*, dezembro de 2005.

Hobson, Allan; Kahn, David. "Dream Content: Individual and Generic Aspects", *Consciousness and Cognition*, dezembro de 2007.

Holzinger, Brigitte; Saletu, Bernd; Klösch, Gerhard. "Cognitions in Sleep: Lucid Dreaming as an Intervention for Nightmares in Patients with Posttraumatic Stress Disorder", *Frontiers in Psychology*, 2020.

Hong, Charles Chong-Hwa, et al. "Rapid Eye Movements in Sleep Furnish a Unique Probe into Consciousness", *Frontiers in Psychology*, 31 de outubro de 2018.

Hong, Charles Chong-Hwa; Fallon, James H; Friston, Karl J. "fMRI Evidence for Default Mode Network Deactivation Associated with Rapid Eye Movements in Sleep", *Brain Sciences*, 2021.

Horikawa, T., et al. "Neural Decoding of Visual Imagery during Sleep", *Science*, 2013.

Hornung, Orla P. "The Relationship between REM Sleep and Memory Consolidation in Old Age and Effects of Cholinergic Medication", *Biological Psychiatry*, 2007.

Horton, Caroline L. "Key Concepts in Dream Research: Cognition and Consciousness Are Inherently Linked, but Do No Not Control 'Control'!", *Frontiers in Human Neuroscience*, 17 de julho de 2020.

Horváth, Gyöngyvér. "Visual Imagination and the Narrative Image: Parallelisms between Art History and Neuroscience", *Cortex*, 2018.

Hoss, Robert J. "Content Analysis on the Potential Significance of Color in Dreams: A Preliminary Investigation", *International Journal of Dream Research*, 2010.

Hossain, Shyla R., Simner, Julia; Ipser, Alberta. "Personality Predicts the Vibrancy of Colour Imagery: The Case of Synaesthesia", *Cortex*, 2018.

Inman, Cory S., et al. "Human Amygdala Stimulation Effects on Emotion Physiology and Emotional Experience", *Neuropsychologia*, 2020.

Iorio, Ilaria; Sommantico, Massimiliano; Parrello, Santa. "Dreaming in the Time of COVID-19: A Quali-quantitative Italian Study", *Dreaming*, 2020.

Jacobs, Christianne, Schwarzkopf, Dietrich S.; Silvanto, Juha. "Visual Working Memory Performance in Aphantasia", *Cortex*, 2018.

Jafari, Eisa, et al. "Intensified Electrical Stimulation Targeting Lateral and Medial Prefrontal Cortices for the Treatment of Social Anxiety Disorder: A Randomized, Double-blind, Parallel-group, Dose-comparison Study", *Brain Stimulation*, 2021.

Jalal, Baland. "How to Make the Ghosts in My Bedroom Disappear? Focused-attention Meditation Combined with Muscle Relaxation (MR Therapy) – A Direct Treatment Intervention for Sleep Paralysis", *Frontiers in Psychology*, 2016.

Jalal, Baland. "'Men Fear Most What They Cannot See.' Sleep Paralysis 'Ghost Intruders' and Faceless 'Shadow-people' – The Role of the Right Hemisphere and Economizing Nature of Vision", *Medical Hypotheses*, 2021.

Jalal, Baland. "The Neuropharmacology of Sleep Paralysis Hallucinations: Serotonin 2A Activation and a Novel Therapeutic Drug", *Psychopharmacology*, 2018.

Jalal, Baland; Hinton, Devon E. "Rates and Characteristics of Sleep Paralysis in the General Population of Denmark and Egypt", *Culture, Medicine and Psychiatry*, 2013.

Jalal, Baland; Ramachandran, Vilayanur S. "Sleep Paralysis and 'the Bedroom Intruder': The Role of the Right Superior Parietal, Phantom Pain and Body Image Projection", *Medical Hypotheses*, 2014.

Jalal, Baland; Romanelli, Andrea; Hinton, Devon E. "Cultural Explanations of Sleep Paralysis in Italy: The Pandafeche Attack and Associated Supernatural Beliefs", *Culture, Medicine and Psychiatry*, março de 2015.

James, Ella L., et al. "Computer Game Play Reduces Intrusive Memories of Experimental Trauma via Reconsolidation-update Mechanisms", *Psychological Science*, 2015.

Janssen, Diederik F. "First Stirrings: Cultural Notes on Orgasm, Ejaculation, and Wet Dreams", *Journal of Sex Research*, 2007.

Janszky, J., et al. "Orgasmic Aura—A Report of Seven Cases", *Seizure*, 2004.

Jensen, Ole; Kaiser, Jochen; Lachaux, Jean-Philippe. "Human Gammafrequency Oscillations Associated with Attention and Memory", *Trends in Neurosciences*, 2007.

Jiang, Yi, et al. "A Genderand Sexual Orientation-dependent Spatial Attentional Effect of Invisible Images", *Proceedings of the National Academy of Sciences*, 7 de novembro de 2006.

Johnson, E. L., et al. "Direct Brain Recordings Reveal Prefrontal Cortex Dynamics of Memory Development", *Scientific Advances*, 2018.

Jun, Jin-Sun, et al. "Emotional and Environmental Factors Aggravating Dream Enactment Behaviors in Patients with Isolated REM Sleep Behavior Disorder", *Nature and Science of Sleep*, 24 de setembro de 2022.

Jus, A., et al. "Studies on Dream Recall in Chronic Schizophrenic Patients after Frontal Lobotomy", *Biological Psychiatry*, 1973.

Kahn David. "Brain Basis of Self: Self-organization and Lessons from Dreaming", *Frontiers in Psychology*, 16 de julho de 2013.

Kahn, David. "Reactions to Dream Content: Continuity and Noncontinuity", *Frontiers in Psychology*, 3 de dezembro de 2019.

Kahn, David; Gover, Tzivia. "Consciousness in Dreams", *International Review of Neurobiology*, 2010.

Kahn, David; Hobson, Allan. "Theory of Mind in Dreaming: Awareness of Feelings and Thoughts of Others in Dreams", *Dreaming*, 2005.

Kam, Julia W. Y., Mittner, Matthias; Knight, Robert T. "Mind-wandering: Mechanistic Insights from Lesion, tDCS, and iEEG", *Trends in Cognitive Sciences*, março de 2022.

Kay, Kenneth; Frank, Loren, M. "Three Brain States in the Hippocampus and Cortex", *Hippocampus*, 2019.

Kellermann, Natan P. F. "Epigenetic Transmission of Holocaust Trauma: Can Nightmares Be Inherited?" *Israel Journal of Psychiatry and Related Sciences*, 2013.

Keogh, Rebecca; Pearson, Joel. "The Blind Mind: No Sensory Visual Imagery in Aphantasia", *Cortex*, 2018.

Khambhati, Ankit N., et al. "Functional Control of Electrophysiological Network Architecture Using Direct Neurostimulation in Humans", *Network Neuroscience*, 14 de abril de 2019.

King, David B.; DeCicco, Teresa L.; Humphreys, Terry P. "Investigating Sexual Dream Imagery in Relation to Daytime Sexual Behaviours and Fantasies among Canadian University Students", *The Canadian Journal of Human Sexuality*, 2009.

Kirmayer, Laurence J. "Nightmares, Neurophenomenology and the Cultural Logic of Trauma", *Culture, Medicine and Psychiatry*, 2016.

Kleitman, Nathaniel. "Patterns of Dreaming", *Scientific American*, 1960.

Komar, Sierra. "Insomniac Technologies: Sleep Wearables Ensure That You Are Never Really at Rest", *Real Life*, 21 de abril de 2022.

König, Nina; Schredl, Michael. "Music in Dreams: A Diary Study", *Psychology of Music*, 2021.

Köthe, Martina; Pietrowsky, Reinhard. "Behavioral Effects of Nightmares and Their Correlations to Personality Patterns", *Dreaming*, 2001.

Koutroumanidis, Michael, et al. "Tooth Brushing–induced Seizures: A Case Report", *Epilepsia*, 2001.

Krakow, Barry; Zadra, Antonio. "Clinical Management of Chronic Nightmares: Imagery Rehearsal Therapy", *Behavioral Sleep Medicine*, 2006.

Krakow, Barry, et al. "Nightmare Frequency in Sexual Assault Survivors with PTSD", *Journal of Anxiety Disorders*, 2002.

Krishnan, Dolly. "Orchestration of Dreams: A Possible Tool for Enhancement of Mental Productivity and Efficiency", *Sleep and Biological Rhythms*, janeiro de 2021.

Krone, Lukas, et al. "Top-down Control of Arousal and Sleep: Fundamentals and Clinical Implications", *Sleep Medicine Reviews*, 2017.

Kroth, Jerry, et al. "Dream Characteristics of Stock Brokers after a Major Market Downturn", *Psychological Reports*, 2002.

Kroth, Jerry, et al. "Dream Reports and Marital Satisfaction", *Psychological Reports*, 2005.

Kruger, Tyler B., et al. "Using Deliberate Mind-wandering to Escape Negative Mood States: Implications for Gambling to Escape", *Journal of Behavioral Addictions*, 2 de outubro de 2020.

Ku, Jeonghun, et al. "Brain Mechanisms Involved in Processing Unreal Perceptions", *NeuroImage*, 2008.

Kumar, Santosh, Soren, Subhash; Chaudhury, Suprakash. "Hallucinations: Etiology and Clinical Implications", *Industrial Psychiatry Journal*, 2009.

Kunze, Anna E.; Arntz, Arnoud; Kindt, Merel. "Fear Conditioning with Film Clips: A Complex Associative Learning Paradigm", *Journal of Behavior Therapy and Experimental Psychiatry*, 2015.

Kunze, Anna E., et al. "Efficacy of Imagery Rescripting and Imaginal Exposure for Nightmares: A Randomized Wait-list Controlled Trial", *Behaviour Research and Therapy*, 2017.

Kussé, Caroline, et al. "Neuroimaging of Dreaming: State of the Art and Limitations", *International Review of Neurobiology*, 2010.

Kuzmičová, Anežka. "Presence in the Reading of Literary Narrative: A Case for Motor Enactment", *Semiotica*, 2011.

LaBerge, Stephen; Baird, Benjamin; Zimbardo, Philip G. "Smooth Tracking of Visual Targets Distinguishes Lucid REM Sleep Dreaming and Waking Perception from Imagination", *Nature Communications*, 2018.

Lai, George, et al. "Acute Effects and the Dreamy State Evoked by Deep Brain Electrical Stimulation of the Amygdala: Associations of the Amygdala in Human Dreaming, Consciousness, Emotions, and Creativity", *Frontiers in Human Neuroscience*, 25 de fevereiro de 2020.

Lakoff, George. "How Metaphor Structures Dreams: The Theory of Conceptual Metaphor Applied to Dream Analysis", *Dreaming*, 1993.

Lamberg, Lynne. "Scientists Never Dreamed Finding Would Shape a Halfcentury of Sleep Research", *JAMA*, 2003.

Lancee, Jaap; Spoormaker, Victor I.; van den Bout, Jan. "Nightmare Frequency Is Associated with Subjective Sleep Quality but Not with Psychopathology", *Sleep and Biological Rhythms*, 2010.

Lancee, Jaap, et al. "A Systematic Review of Cognitive-behavioral Treatment for Nightmares: Toward a Well-established Treatment", *Journal of Clinical Sleep Medicine*, 2008.

Landin-Romero, Ramon, et al. "How Does Eye Movement Desensitization and Reprocessing Therapy Work? A Systematic Review on Suggested Mechanisms of Action", *Frontiers in Psychology*, 13 de agosto de 2018.

Lansky, Melvin R. "Nightmares of a Hospitalized Rape Victim", *Bulletin of the Menninger Clinic*; Winter 1995.

Lara-Carrasco, Jessica, et al. "Overnight Emotional Adaptation to Negative Stimuli Is Altered by REM Sleep Deprivation and Is Correlated with Intervening Dream Emotions", *Journal of Sleep Research*, 2009.

Lavie, P., et al. "Localized Pontine Lesion: Nearly Total Absence of REM Sleep", *Neurology*, janeiro de 1984.

Leary, Eileen B., et al. "Association of Rapid Eye Movement Sleep with Mortality in Middle-aged and Older Adults", *JAMA Neurology*, 6 de julho de 2020.

Lee, Seung-Hee; Dan, Yang. "Neuromodulation of Brain States", *Neuron*, 4 de outubro de 2012.

Lee, UnCheol, et al. "Disruption of Frontal–Parietal Communication by Ketamine, Propofol, and Sevoflurane", *Anesthesiology*, 2013.

Leung, Alexander K. C.; Robson, William Lane M. "Nightmares", *Journal of the American Medical Association*, 1993.

Levin, Ross; Nielsen, Tore. "Nightmares, Bad Dreams, and Emotion Dysregulation: A Review and New Neurocognitive Model of Dreaming", *Current Directions in Psychological Science*, 2009.

Levin, Ross; Nielsen, Tore. "Disturbed Dreaming, Posttraumatic Stress Disorder, and Affect Distress: A Review and Neurocognitive Model", *Psychological Bulletin*, 2007.

Lewis, J. E. "Dream Reports of Animal Rights Activists", *Dreaming*, 2008.

Li, Yanyan, et al. "Neural Substrates of External and Internal Visual Sensations Induced by Human Intracranial Electrical Stimulation", *Frontiers in Neuroscience*, julho de 2022.

Liddon, Sim C. "Sleep Paralysis and Hypnagogic Hallucinations: Their Relationship to the Nightmare", *Archives of General Psychiatry*, 1967.

Lima, Susana Q. "Genital Cortex: Development of the Genital Homunculus", *Current Biology*, 2019.

Litz, Brett T., et al. "Predictors of Emotional Numbing in Posttraumatic Stress Disorder", *Journal of Traumatic Stress*, 1997.

Liu, Siyuan, et al. "Brain Activity and Connectivity during Poetry Composition: Toward a Multidimensional Model of the Creative Process", *Human Brain Mapping*, 26 de maio de 2015.

Liu, Xianchen, et al. "Nightmares Are Associated with Future Suicide Attempt and Non-suicidal Self-injury in Adolescents", *Journal of Clinical Psychiatry*, 2019.

Livezey, Jeffrey; Oliver, Thomas; Cantilena, Louis. "Prolonged Neuropsychiatric Symptoms in a Military Service Member Exposed to Mefloquine", *Drug Safety Case Reports*, 2016.

Llewellyn, Sue. "Crossing the Invisible Line: De-differentiation of Wake, Sleep and Dreaming May Engender Both Creative Insight and Psychopathology", *Consciousness and Cognition*, 2016.

Llewellyn, Sue. "Dream to Predict? REM Dreaming as Prospective Coding", *Frontiers in Psychology*, 5 de janeiro de 2016.

Llewellyn, Sue; Desseilles, Martin. "Editorial: Do Both Psychopathology and Creativity Result from a Labile Wake–Sleep–Dream Cycle", *Frontiers in Psychology*, 20 de outubro de 2017.

Lortie-Lussier, Monique; Schwab, Christine; De Koninck, Joseph. "Working Mothers versus Homemakers: Do Dreams Reflect the Changing Roles of Women?" *Sex Roles*, maio de 1985.

Lusignan, Félix-Antoine, et al. "Dream Content in Chronically-treated Persons with Schizophrenia", *Schizophrenia Research*, 2009.

MacKay, Cassidy; DeCicco, Teresa L. "Pandemic Dreaming: The Effect of COVID-19 on Dream Imagery, a Pilot Study", *Dreaming*, 2020.

MacKisack, Matthew. "Painter and Scribe: From Model of Mind to Cognitive Strategy", *Cortex*, 2018.

Maggiolini, Alfio, et al. "Typical Dreams across the Life Cycle", *International Journal of Dream Research*, 2020.

Magidov, Efrat, et al. "Near-total Absence of REM Sleep Co-occurring with Normal Cognition: An Update of the 1984 Paper", *Sleep Medicine*, 2018.

Mahowald, Mark W.; Schenck, Carlos H. "Insights from Studying Human Sleep Disorders", *Nature*, 27 de outubro de 2005.

Mainieri, Greta, et al. "Are Sleep Paralysis and False Awakenings Different from REM Sleep and from Lucid REM Sleep? A Spectral EEG Analysis", *Journal of Clinical Sleep Medicine*, 1º de abril de 2021.

Mallett, Remington. "Partial Memory Reinstatement while (Lucid) Dreaming to Change the Dream Environment", *Consciousness and Cognition*, 2020.

Manni, R.; Terzaghi, M. "Dreaming and Enacting Dreams in Nonrapid Eye Movement and Rapid Eye Movement Parasomnia: A Step Toward a Unifying View within Distinct Patterns?" *Sleep Medicine*, 2013.

Manni, Raffaele, et al. "Hallucinations and REM Sleep Behaviour Disorder in Parkinson's Disease: Dream Imagery Intrusions and Other Hypotheses", *Consciousness and Cognition*, 2011.

Maquet, Pierre. "The Role of Sleep in Learning and Memory", *Science*, 2001.

Maquet, Pierre, et al. "Functional Neuroanatomy of Human Rapid-eye Movement Sleep and Dreaming", *Nature*, 12 de setembro de 1996.

Marinelli, Lydia. "Screening Wish Theories: Dream Psychologies and Early Cinema", *Science in Context*, 2006.

Mason, Malia F., et al. "Wandering Minds: The Default Network and Stimulus-independent Thought", *Science*, 19 de janeiro de 2007.

McCaig, R. Graeme, et al. "Improved Modulation of Rostrolateral Prefrontal Cortex Using Real-time fMRI Training and Meta-cognitive Awareness", *NeuroImage*, 2011.

McCormick, Cornelia, et al. "Mind-wandering in People with Hippocampal Damage", *The Journal of Neuroscience*, 14 de março de 2018.

McCormick, L., et al. "REM Sleep Dream Mentation in Right Hemispherectomized Patients", *Neuropsychologia*, 1997.

McKiernan, Kristen A., et al. "Interrupting the 'Stream of Consciousness': An fMRI Investigation", *NeuroImage*, 2006.

McNally, Richard J.; Clancy, Susan A. "Sleep Paralysis, Sexual Abuse, and Space Alien Abduction", *Transcultural Psychiatry*, março de 2005.

McNamara, Patrick, et al. "Impact of REM Sleep on Distortions of Selfconcept, Mood and Memory in Depressed/Anxious Participants", *Journal of Affective Disorders*, 2010.

Melzack, Ronald. "Phantom Limbs, the Self and the Brain", *Canadian Psychology*, 1989.

Mevel, Katell, et al. "The Default Mode Network in Healthy Aging and Alzheimer's Disease", *International Journal of Alzheimer's Disease*, 2011.

Michels, Lars, et al. "The Somatosensory Representation of the Human Clitoris: An fMRI Study", *NeuroImage*, 2010.

Mikulincer, Mario, Shaver, Phillip R.; Avihou-Kanza, Neta. "Individual Differences in Adult Attachment Are Systematically Related to Dream Narratives", *Attachment & Human Development*, 2011.

Mills, Caitlin, et al. "Is an Off-task Mind a Freely-moving Mind? Examining the Relationship between Different Dimensions of Thought", *Consciousness and Cognition*, 2018.

Molendijk, Marc L., et al. "Prevalence Rates of the Incubus Phenomenon: A Systematic Review and Meta-analysis", *Frontiers in Psychiatry*, 24 de novembro de 2017.

Morewedge, Carey K.; Norton, Michael I. "When Dreaming Is Believing: The (Motivated) Interpretation of Dreams", *Journal of Personality and Social Psychology*, 2009.

Mota, Natália B., et al. "Graph Analysis of Dream Reports Is Especially Informative about Psychosis", *Scientific Reports*, 15 de janeiro de 2014.

Mota, Natália B., et al. "Dreaming during the Covid-19 Pandemic: Computational Assessment of Dream Reports Reveals Mental Suffering Related to Fear of Contagion", *PLOS One*, 30 de novembro de 2020.

Mota-Rolim, Sérgio A.; Araujo, John F. "Neurobiology and Clinical Implications of Lucid Dreaming", *Medical Hypotheses*, 2013.

Mota-Rolim, Sérgio A., de Almondes, Katie M.; Kirov, Roumen. "Editorial: 'Is this a

Dream?' – Evolutionary, Neurobiological and Psychopathological Perspectives on Lucid Dreaming", *Frontiers in Psychology*, 2021.

Mota-Rolim, Sérgio A., et al. "Different Kinds of Subjective Experience during Lucid Dreaming May Have Different Neural Substrates", *International Journal of Dream Research*, 2010.

Mota-Rolim, Sérgio A., et al. "Portable Devices to Induce Lucid Dreaming – Are They Reliable?", *Frontiers in Neuroscience*, 8 de maio de 2019.

Mota-Rolim, Sérgio A., et al. "The Dream of God: How Do Religion and Science See Lucid Dreaming and Other Conscious States during Sleep?", *Frontiers in Psychology*, 6 de outubro de 2020.

Moulton, Samuel T.; Kosslyn, Stephen M. "Imagining Predictions: Mental Imagery as Mental Emulation", *Philosophical Transactions of the Royal Society*, 2008.

Moyne, Maëva, et al. "Brain Reactivity to Emotion Persists in NREM Sleep and Is Associated with Individual Dream Recall", *Cerebral Cortex Communications*, 2022.

Mukamel, Roy; Fried, Itzhak. "Human Intracranial Recordings and Cognitive Neuroscience", *Annual Review of Psychology*, 2012.

Mullally, Sinéad L.; Maguire, Eleanor A. "Memory, Imagination, and Predicting the Future: A Common Brain Mechanism?", *The Neuroscientist*, 2014.

Muret, Dollyane, et al. "Beyond Body Maps: Information Content of Specific Body Parts Is Distributed across the Somatosensory Homunculus", *Cell Reports*, 2022.

Murzyn, Eva. "Do We Only Dream in Colour? A Comparison of Reported Dream Colour in Younger and Older Adults with Different Experiences of Black and White Media", *Consciousness and Cognition*, 2008.

Musse, Fernanda Cristina Coelho, et al. "Mental Violence: The COVID-19 Nightmare", *Frontiers in Psychiatry*, 30 de outubro de 2020.

Nagy, Tamás, et al. "Frequent Nightmares Are Associated with Blunted Cortisol Awakening Response in Women", *Physiology & Behavior*, 2015.

Naiman, Rubin. "Dreamless: The Silent Epidemic of REM Sleep Loss", *Annals of the New York Academy of Sciences*, 15 de agosto de 2017.

Najam, N., et al. "Dream Content: Reflections of the Emotional and Psychological States of Earthquake Survivors", *Dreaming*, 2006.

Nanay, Bence. "Multimodal Mental Imagery", *Cortex*, 2018.

Nathan, R. J.; Rose-Itkoff, C.; Lord, G. "Dreams, First Memories, and Brain Atrophy in the Elderly", *Hillside Journal of Clinical Psychiatry*, 1981.

Neimeyer, Robert A ; Torres, Carlos; Smith, Douglas C. "The Virtual Dream: Rewriting Stories of Loss and Grief", *Death Studies*, 2011.

Nemeth, Georgina. "The Route to Recall a Dream: Theoretical Considerations and Methodological Implications", *Psychological Research*, 12 de agosto de 2022.

Nevin, Remington L. "A Serious Nightmare: Psychiatric and Neurologic Adverse Reactions to Mefloquine Are Serious Adverse Reactions", *Pharmacology Research & Perspectives*, 5 de junho de 2017.

Nevin, Remington L.; Ritchie, Elspeth Cameron. "FDA Black Box, VA Red Ink? A Successful Service-connected Disability Claim for Chronic Neuropsychiatric Adverse Effects from Mefloquine", *Federal Practitioner*, 2016.

Nicolas, Alain; Ruby, Perrine M. "Dreams, Sleep and Psychotropic Drugs", *Frontiers in Neurology*, 5 de novembro de 2020.

Nielsen, Tore. "Nightmares Associated with the Eveningness Chronotype", *Journal of Biological Rhythms*, fevereiro de 2010.

Nielsen, Tore. "The Stress Acceleration Hypothesis of Nightmares", *Frontiers in Neurology*, 1º de junho de 2017.

Nielsen, Tore; Levin, Ross. "Nightmares: A New Neurocognitive Model", *Sleep Medicine Reviews*, 2007.

Nielsen, Tore; Paquette, Tyna. "Dream-associated Behaviors Affecting Pregnant and Postpartum Women", *Sleep*, 2007.

Nielsen, Tore; Powell, Russell A. "Dreams of the *Rarebit Fiend*: Food and Diet as Instigators of Bizarre and Disturbing Dreams", *Frontiers in Psychology*, 17 de fevereiro de 2015.

Nielsen, Tore, et al. "Immediate and Delayed Incorporations of Events into Dreams: Further Replication and Implications for Dream Function", *Journal of Sleep Research*, 2004.

Nielsen, Tore, et al. "REM Sleep Characteristics of Nightmare Sufferers before and after REM Sleep Deprivation", *Sleep Medicine*, 2010.

Nir, Yuval; Tononi, Giulio. "Dreaming and the Brain: From Phenomenology to Neurophysiology", *Trends in Cognitive Sciences*, 2010.

Nummenmaa, Lauri, et al. "Topography of Human Erogenous Zones", *Archives of Sexual Behavior*, 2016.

Nunn, Charles L.; Samson, David R. "Sleep in a Comparative Context: Investigating How Human Sleep Differs from Sleep in Other Primates", *American Journal of Physical Anthropology*, 14 de fevereiro de 2018.

O'Callaghan, Claire; Walpola, Ishan C.; Shine, James M. "Neuromodulation of the Mind--wandering Brain State: The Interaction between Neuromodulatory Tone, Sharp Wave-ripples and Spontaneous Thought", *Philosophical Transactions of the Royal Society*, 14 de dezembro de 2020.

Occhionero, Miranda; Cicogna, Piera Carla. "Autoscopic Phenomena and One's Own Body Representation in Dreams", *Consciousness and Cognition*, 2011.

O'Connor, Alison M.; Evans, Angela D. "The Role of Theory of Mind and Social Skills in Predicting Children's Cheating", *Journal of Experimental Child Psychology*, 2019.

O'Donnell, Caitlin, et al. "The Role of Mental Imagery in Mood Amplification: An Investigation across Subclinical Features of Bipolar Disorders", *Cortex*, 2018.

Olunu, Esther, et al. "Sleep Paralysis, a Medical Condition with a Diverse Cultural Interpretation", *International Journal of Applied and Basic Medical Research*, 2018.

Onians, John. "Art, the Visual Imagination and Neuroscience: The Chauvet Cave, Mona Lisa's Smile and Michelangelo's Terribilità", *Cortex*, 2018.

Osorio-Forero, Alejandro, et al. "When the Locus Coeruleus Speaks Up in Sleep: Recent Insights, Emerging Perspectives", *International Journal of Molecular Sciences*, 2022.

Otaiku, Abidemi I. "Distressing Dreams, Cognitive Decline, and Risk of Dementia: A Prospective Study of Three Population-based Cohorts", *eClinicalMedicine*, 21 de setembro de 2022.

Otaiku, Abidemi I. "Distressing Dreams and Risk of Parkinson's Disease: A Population-based Cohort Study", *eClinicalMedicine*, junho de 2022.

Otaiku, Abidemi I. "Dream Content Predicts Motor and Cognitive Decline in Parkinson's Disease", *Movement Disorders Clinical Practice*, 2021.

Oudiette, Delphine, et al. "Evidence for the Re-enactment of a Recently Learned Behavior during Sleepwalking", *PLOS One*, março de 2011.

Owczarski, Wojciech. "Dreaming 'the Unspeakable'? How the Auschwitz Concentration Camp Prisoners Experienced and Understood Their Dreams", *Anthropology of Consciousness*, 2020.

Pace-Schott, Edward F. "Dreaming as a Storytelling Instinct", *Frontiers in Psychology*, 2 de abril de 2013.

Pace-Schott, Edward F., et al. "Effects of Post-exposure Naps on Exposure Therapy for Social Anxiety", *Psychiatry Research*, 9 de outubro de 2018.

Pagel, James F. "Post-Freudian PTSD: Breath, the Protector of Dreams", *Journal of Clinical Sleep Medicine*, 15 de outubro de 2017.

Pagel, James F. "What Physicians Need to Know about Dreams and Dreaming", *Current Opinion in Pulmonary Medicine*, 2012.

Pagel, J. F., Kwiatkowski, C.; Broyles, K. E. "Dream Use in Film Making", *Dreaming*, 1999.

Paiva, Teresa; Bugalho, Paulo; Bentes, Carla. "Dreaming and Cognition in Patients with Frontotemporal Dysfunction", *Consciousness and Cognition*, 2011.

Palermo, Liana, et al. "Congenital Lack and Extraordinary Ability in Object and Spatial Imagery: An Investigation on Sub-types of Aphantasia and Hyperphantasia", *Consciousness and Cognition*, 2022.

Paller, Ken A.; Creery, Jessica D.; Schechtman, Eitan. "Memory and Sleep: How Sleep Cognition Can Change the Waking Mind for the Better", *Annual Review of Psychology*, 2021.

Parvizi, Josef. "Corticocentric Myopia: Old Bias in New Cognitive Sciences", *Trends in Cognitive Sciences*, 2009.

Pearson, Joel. "The Human Imagination: The Cognitive Neuroscience of Visual Mental Imagery", *Nature Reviews Neuroscience*, outubro de 2019.

Pearson, Joel; Westbrook, Fred. "Phantom Perception: Voluntary and Involuntary Nonretinal Vision", *Trends in Cognitive Sciences*, maio de 2015.

Peng, Ke, et al. "Brodmann Area 10: Collating, Integrating and High Level Processing of Nociception and Pain", *Progress in Neurobiology*, dezembro de 2017.

Perogamvros, L., et al. "Sleep and Dreaming Are for Important Matters", *Frontiers in Psychology*, 25 de julho de 2013.

Pesonen, Anu-Katriina, et al. "Pandemic Dreams: Network Analysis of Dream Content during the COVID-19 Lockdown", *Frontiers in Psychology*, 1º de outubro de 2020.

Picard-Deland, Claudia, et al. "Flying Dreams Stimulated by an Immersive Virtual Reality Task", *Consciousness and Cognition*, 2020.

Picard-Deland, Claudia, et al. "The Memory Sources of Dreams: Serial Awakenings across Sleep Stages and Time of Night", *Sleep*, 3 de dezembro de 2022.

Picard-Deland, Claudia, et al. "Whole-body Procedural Learning Benefits from Targeted Memory Reactivation in REM Sleep and Task-related Dreaming", *Neurobiology of Learning and Memory*, 2021.

Picchioni, Dante, et al. "Nightmares as a Coping Mechanism for Stress", *Dreaming*, 2002.

Plazzi, Giuseppe. "Dante's Description of Narcolepsy", *Sleep Medicine*, 2013.

Postuma, Ronald B., et al. "Antidepressants and REM Sleep Behavior Disorder: Isolated Side Effect or Neurodegenerative Signal?" *Sleep*, 2013.

Prince, Luke Y.; Richards, Blake A. "The Overfitted Brain Hypothesis", *Patterns*, 14 de maio de 2021.

Puig, M. Victoria; Gulledge, Allan. "Serotonin and Prefrontal Cortex Function: Neurons, Networks, and Circuits", *Molecular Neurobiology*, 2011.

Pyasik, Maria, et al. "Shared Neurocognitive Mechanisms of Attenuating Self-touch and Illusory Self-touch", *Social Cognitive and Affective Neuroscience*, 2019.

Radziun, Dominika; Ehrsson, H. Henrik. "Short-term Visual Deprivation Boosts the Flexibility of Body Representation", *Scientific Reports*, 19 de abril de 2018.

Raichle, Marcus E., et al. "A Default Mode of Brain Function", *Proceedings of the National Academy of Sciences*, 16 de janeiro de 2001.

Ramachandran, V. S.; Rogers-Ramachandran, D.; Stewart, M. "Perceptual Correlates of Massive Cortical Reorganization", *Science*, 13 de novembro de 1992.

Ramezani, Mahtab, et al. "The Impact of Brain Lesions on Sexual Dysfunction in Patients with Multiple Sclerosis: A Systematic Review of Magnetic Resonance Imaging Studies", *Multiple Sclerosis and Related Disorders*, 31 de outubro de 2021.

Reid, Sandra D.; Simeon, Donald T. "Progression of Dreams of Crack Cocaine Abusers as a Predictor of Treatment Outcome: A Preliminary Report", *The Journal of Nervous and Mental Disease*, dezembro de 2001.

Resnick, Jody, et al. "Self-representation and Bizarreness in Children's Dream Reports Collected in the Home Setting", *Consciousness and Cognition*, março de 1994.

Revonsuo, Antti. "The Reinterpretation of Dreams: An Evolutionary Hypothesis of the Function of Dreaming", *Behavioral and Brain Sciences*, 2000.

Rigon, Arianna, et al. "Traumatic Brain Injury and Creative Divergent Thinking", *Brain Injury*, abril de 2020.

Rimsh, A.; Pietrowsky, R. "Analysis of Dream Contents of Patients with Anxiety Disorders and Their Comparison with Dreams of Healthy Participants", *Dreaming*, 2021.

Riva, Michele Augusto, et al. "The Neurologist in Dante's *Inferno*", *European Neurology*, 22 de abril de 2015.

Rizzolatti, Giacomo; Arbib, Michael. "Language within Our Grasp", *Trends in Neuroscience*, 1998.

Rizzolatti, Giacomo; Fogassi, Leonardo; Gallese, Vittorio. "Neurophysiological Mechanisms Underlying the Understanding and Imitation of Action", *Nature Reviews Neuroscience*, setembro de 2001.

Rosen, Melanie G. "How Bizarre? A Pluralist Approach to Dream Content", *Consciousness and Cognition*, 2018.

Ruby, Perrine, et al. "Dynamics of Hippocampus and Orbitofrontal Cortex Activity during Arousing Reactions from Sleep: An Intracranial Electroencephalographic Study", *Human Brain Mapping*, 2021.

Russell, Kirsten, et al. "Sleep Problem, Suicide and Self-harm in University Students: A Systematic Review", *Sleep Medicine Reviews*, 2019.

Sadavoy, Joel. "Survivors: A Review of the Late-life Effects of Prior Psychological Trauma", *The American Journal of Geriatric Psychiatry*, 1997.

Sagnier, S., et al. "Lucid Dreams, an Atypical Sleep Disturbance in Anterior and Mediodorsal Thalamic Strokes", *Revue Neurologique*, 2015.

Sanders, K. E. G., et al. "Corrigendum: Targeted Memory Reactivation during Sleep Improves Next-day Problem Solving", *Psychological Science*, 2020.

Sándor, Piroska; Szakadát, Sára; Bódizs, Róbert. "Ontogeny of Dreaming: A Review of Empirical Studies", *Sleep Medicine Reviews*, 2014.

Sato, João Ricardo, et al. "Age Effects on the Default Mode and Control Networks in Typically Developing Children", *Journal of Psychiatric Research*, 18 de julho de 2014.

Saunders, David T., et al. "Lucid Dreaming Incidence: A Quality Effects Meta-analysis of 50 Years of Research", *Consciousness and Cognition*, 2016.

Sbarra, David A., Hasselmo, Karen; Bourassa, Kyle J. "Divorce and Health: Beyond Individual Differences", *Current Directions in Psychological Science*, 2015.

Scarpelli, Serena, et al. "Dreams and Nightmares during the First and Second Wave of the COVID-19 Infection: A Longitudinal Study", *Brain Sciences*, 20 de outubro de 2021.

Scarpelli, Serena, et al. "Investigation on Neurobiological Mechanisms of Dreaming in the New Decade", *Brain Sciences*, 11 de fevereiro de 2021.

Scarpelli, Serena, et al. "Nightmares in People with COVID-19: Did Coronavirus Infect Our Dreams?" *Nature and Science of Sleep*, 24 de janeiro de 2022.

Scarpelli, Serena, et al. "Predicting Dream Recall: EEG Activation during NREM Sleep or Shared Mechanisms with Wakefulness?" *Brain Topography*, 22 de abril de 2017.

Scarpelli, Serena, et al. "The Impact of the End of COVID Confinement on Pandemic

Dreams, as Assessed by a Weekly Sleep Diary: A Longitudinal Investigation in Italy", *Journal of Sleep Research*, 20 de julho de 2021.

Schädlich, Melanie; Erlacher, Daniel. "Practicing Sports in Lucid Dreams – Characteristics, Effects, and Practical Implications", *Current Issues in Sport Science*, 2018.

Schierenbeck, Thomas, et al. "Effect of Illicit Recreational Drugs Upon Sleep: Cocaine, Ecstasy and Marijuana", *Sleep Medicine Reviews*, 2008.

Schott, G. D. "Penfield's Homunculus: A Note on Cerebral Cartography", *Journal of Neurology, Neurosurgery and Psychiatry*, abril de 1993.

Schredl, Michael. "Characteristics and Contents of Dreams", *International Review of Neurobiology*, 2010.

Schredl, Michael. "Dreams in Patients with Sleep Disorders", *Sleep Medicine Reviews*, 2009.

Schredl, Michael. "Explaining the Gender Difference in Nightmare Frequency", *The American Journal of Psychology*, 2014.

Schredl, Michael. "Nightmares as a Paradigm for Studying the Effects of Stressors", *Sleep*, julho de 2013.

Schredl, Michael. "Nightmare Frequency and Nightmare Topics in a Representative German Sample", *European Archives of Psychiatry and Clinical Neuroscience*, 2010.

Schredl, Michael. "Reminiscences of Love: Former Romantic Partners in Dreams", *International Journal of Dream Research*, 2018.

Schredl, Michael; Bulkeley, Kelly. "Dreaming and the COVID-19 Pandemic: A Survey in a U.S. Sample", *Dreaming*, 2020.

Schredl, Michael; Erlacher, Daniel. "Fever Dreams: An Online Study", *Frontiers in Psychology*, 28 de janeiro de 2020.

Schredl, Michael; Erlacher, Daniel. "Relation between Waking Sport Activities, Reading, and Dream Content in Sport Students and Psychology Students", *The Journal of Psychology*, 2008.

Schredl, Michael; Göritz, Anja S. "Nightmares, Chronotype, Urbanicity, and Personality: An Online Study", *Clocks & Sleep*, 2020.

Schredl, Michael; Göritz, Anja S. "Nightmare Themes: An Online Study of Most Recent Nightmares and Childhood Nightmares", *Journal of Clinical Sleep Medicine*, 15 de março de 2018.

Schredl, Michael; Mathes, Jonas. "Are Dreams of Killing Someone Related to Waking-life Aggression?", *Dreaming*, setembro de 2014.

Schredl, Michael; Reinhard, Iris. "Gender Differences in Nightmare Frequency: A Meta-analysis", *Sleep Medicine Reviews*, 2011.

Schredl, Michael; Wood, Lara. "Partners and Ex-partners in Dreams: A Diary Study", *Clocks & Sleep*, 26 de maio de 2021.

Schredl, Michael, et al. "Dream Recall, Nightmare Frequency, and Nocturnal Panic Attacks in Patients with Panic Disorder", *The Journal of Nervous and Mental Disease*, agosto de 2001.

Schredl, Michael, et al. "Dreaming about Cats: An Online Survey", *Dreaming*, 13 de setembro de 2021.

Schredl, Michael, et al. "Erotic Dreams and Their Relationship to Wakinglife Sexuality", *Sexologies*, 24 de junho de 2008.

Schredl, Michael, et al. "Information Processing during Sleep: The Effect of Olfactory Stimuli on Dream Content and Dream Emotions", *Journal of Sleep Research*, 2009.

Schredl, Michael, et al. "Nightmare Frequency in Last Trimester of Pregnancy", *BMC Pregnancy and Childbirth*, 2016.

Schredl, Michael et al. "Work-related Dreams: An Online Survey", *Clocks & Sleep*, 2020.

Schredl, Michael; Funhouser, Arthur; Arn, Nichole. "Dreams of Truck Drivers: A Test of the Continuity Hypothesis of Dreaming", *Imagination, Cognition and Personality*, 2005.

Schwartz, Sophie; Clerget, Alice; Perogamvros, Lampros. "Enhancing Imagery Rehearsal Therapy for Nightmares with Targeted Memory Reactivation", *Current Biology*, 2022.

Selimbeyoglu, Aslihan; Parvizi, Josef. "Electrical Stimulation of the Human Brain: Perceptual and Behavioral Phenomena Reported in the Old and New Literature", *Frontiers in Human Neuroscience*, 31de maio de 2010.

Selterman, Dylan; Apetroaia, Adela; Waters, Everett. "Script-like Attachment Representations in Dreams Containing Current Romantic Partners", *Attachment & Human Development*, 2012.

Selterman, Dylan, et al. "Dreaming of You: Behavior and Emotion in Dreams of Significant Others Predict Subsequent Relational Behavior", *Social Psychological and Personality Science*, 2014.

Serpe, Alexis; DeCicco, Teresa L. "An Investigation into Anxiety and Depression in Dream Imagery: The Issue of Co-morbidity", *International Journal of Dream Research*, 2020.

Serper, Zvika. "Kurosawa's 'Dreams': A Cinematic Reflection of a Traditional Japanese Context", *Cinema Journal*, 2001.

Sharpless, Brian A.; Doghramji, Karl. "Commentary: How to Make the Ghosts in My Bedroom Disappear? Focused-attention Meditation Combined with Muscle Relaxation (MR Therapy) – A Direct Treatment Intervention for Sleep Paralysis", *Frontiers in Psychology*, 3 de abril de 2017.

Shen, Ying, et al. "Emergence of Sexual Dreams and Emission Following Deep Transcranial Magnetic Stimulation over the Medial Prefrontal and Cingulate Cortices", *CNS & Neurological Disorders – Drug Targets*, 2021.

Siclari, Francesca, et al. "The Neural Correlates of Dreaming", *Nature Neuroscience*, 10 de abril de 2017.

Siegel, J. M. "The REM Sleep-memory Consolidation Hypothesis", *Science*, 2001.

Sikka, Pilleriin, et al. "EEG Frontal Alpha Asymmetry and Dream Affect: Alpha Oscillations Over the Right Frontal Cortex during REM Sleep and Presleep

Wakefulness Predict Anger in REM Sleep Dreams", *The Journal of Neuroscience*, 12 de junho de 2019.

Simard, Valérie, et al. "Longitudinal Study of Bad Dreams in Preschoolaged Children: Prevalence, Demographic Correlates, Risk and Protective Factors", *Sleep*, 2008.

Simor, Péter, et al. "Electroencephalographic and Autonomic Alterations in Subjects with Frequent Nightmares during Preand Post-REM Periods", *Brain and Cognition*, 2014.

Simor, Péter, et al. "Impaired Executive Functions in Subjects with Frequent Nightmares as Reflected by Performance in Different Neuropsychological Tasks", *Brain and Cognition*, 2012.

Singh, Arun, et al. "Evoked Midfrontal Activity Predicts Cognitive Dysfunction in Parkinson's Disease", *MedRxIV*, 2022.

Singh, Shantanu, et al. "Parasomnias: A Comprehensive Review", *Cureus*, 31 de dezembro de 2018.

Smallwood, Jonathan; Schooler, Jonathan W. "The Science of Mind Wandering: Empirically Navigating the Stream of Consciousness", *Annual Review of Psychology*, 2015.

Smith, Carlyle; Newfield, Donna-Marie. "Content Analysis of the Dreams of a Medical Intuitive", *Explore*, 2022.

Smith, R. C. "A Possible Biologic Role of Dreaming", *Psychotherapy and Psychosomatics*, 1984.

Smith, R. C. "Do Dreams Reflect a Biological State?" *The Journal of Nervous and Mental Disease*, 1987.

Solms, Mark. "Dreaming and REM Sleep Are Controlled by Different Brain Mechanisms", *Behavioral and Brain Sciences*, 2000.

Solomonova, Elizaveta, et al. "Stuck in a Lockdown: Dreams, Bad Dreams, Nightmares, and Their Relationship to Stress, Depression and Anxiety during the COVID-19 Pandemic", *PLOS One*, 24 de novembro de 2021.

Song, Tian-He, et al. "Nightmare Distress as a Risk Factor for Suicide among Adolescents with Major Depressive Disorder", *Nature and Science of Sleep*, setembro de 2022.

Spanò, Goffredina, et al. "Dreaming with Hippocampal Damage", *eLife*, 2020.

Sparrow, Gregory, et al. "Exploring the Effects of Galantamine Paired with Meditation and Dream Reliving on Recalled Dreams: Toward an Integrated Protocol for Lucid Dream Induction and Nightmare Resolution", *Consciousness and Cognition*, 2018.

Speth, Jana; Frenzel, Clemens; Voss, Ursula. "A Differentiating Empirical Linguistic Analysis of Dreamer Activity in Reports of EEG-controlled REM-dreams and Hypnagogic Hallucinations", *Consciousness and Cognition*, 2013.

Spoormaker, Victor I. "A Cognitive Model of Recurrent Nightmares", *International Journal of Dream Research*, 2008.

Spoormaker, Victor I.; van den Bout, Jan. "Lucid Dreaming Treatment for Nightmares: A Pilot Study", *Psychotherapy and Psychosomatics*, 2006.

Spoormaker, Victor I.; Schredl, Michael; van den Bout, Jan. "Nightmares: From Anxiety Symptom to Sleep Disorder", *Sleep Medicine Reviews*, 2006.

Spoormaker, Victor I.; van den Bout, Jan; Meijer, Eli J. G. "Lucid Dreaming Treatment for Nightmares: A Series of Cases", *Dreaming*, 2003.

Sridharan, Devarajan; Levitin, Daniel J.; Menon, Vinod. "A Critical Role for the Right Fronto-insular Cortex in Switching between Centralexecutive and Default-mode Networks", *Proceedings of the National Academy of Sciences*, 26 de agosto de 2008.

Stallman, Helen M., Kohler, Mark; White, Jason. "Medication Induced Sleepwalking: A Systematic Review", *Sleep Medicine Reviews*, 2018.

Staunton, Hugh. "The Function of Dreaming", *Reviews in the Neurosciences*, 2001.

Sterpenich, Virginie, et al. "Fear in Dreams and in Wakefulness: Evidence for Day/Night Affective Homeostasis", *Human Brain Mapping*, 2020.

Stickgold, Robert; Zadra, Antonio; Haar, AJH. "Advertising in Dreams Is Coming: Now What?" *DxE*, 8 de junho de 2021.

Stocks, Abigail, et al. "Dream Lucidity Is Associated with Positive Waking Mood", *Consciousness and Cognition*, 2020.

Stuck, B. A., et al. "Chemosensory Stimulation during Sleep – Arousal Responses to Gustatory Stimulation", *Neuroscience*, 2016.

Stumbrys, Tadas. "The Luminous Night of the Soul: The Relationship between Lucid Dreaming and Spirituality", *International Journal of Transpersonal Studies*, 2021.

Stumbrys, Tadas; Daniels, Michael. "An Exploratory Study of Creative Problem Solving in Lucid Dreams: Preliminary Findings and Methodological Considerations", *International Journal of Dream Research*, 2010.

Stumbrys, Tadas; Erlacher, Daniel. "Applications of Lucid Dreams and Their Effects on the Mood Upon Awakening", *International Journal of Dream Research*, 2016.

Stumbrys, Tadas; Erlacher, Daniel; Schredl, Michael. "Effectiveness of Motor Practice in Lucid Dreams: A Comparison with Physical and Mental Practice", *Journal of Sports Sciences*, 2016.

Stumbrys, Tadas, Erlacher, Daniel; Schredl, Michael. "Testing the Involvement of the Prefrontal Cortex in Lucid Dreaming: A tDCS Study", *Consciousness and Cognition*, 2013.

Stumbrys, Tadas, et al. "Induction of Lucid Dreams: A Systematic Review of Evidence", *Consciousness and Cognition*, 2012.

Stumbrys, Tadas, et al. "The Phenomenology of Lucid Dreaming: An Online Survey", *The American Journal of Psychology*, Summer 2014.

Suarez, Ralph O., et al. "Contributions to Singing Ability by the Posterior Portion of the Superior Temporal Gyrus of the Non-languagedominant Hemisphere: First Evidence from Subdural Cortical Stimulation, Wada Testing, and fMRI", *Cortex*, 2010.

Szabadi, Elemer; Reading, Paul James; Pandi-Perumal, Seithikurippu R. "Editorial: The Neuropsychiatry of Dreaming: Brain Mechanisms and Clinical Presentations", *Frontiers in Neurology*, 25 de março de 2021.

Szczepanski, Sara; Knight, Robert. "Insights into Human Behavior from Lesions to the Prefrontal Cortex", *Neuron*, 3 de setembro de 2014.

Tallon, Kathleen, et al. "Mental Imagery in Generalized Anxiety Disorder: A Comparison with Healthy Control Participants", *Behaviour Research and Therapy*, 2020.

Tan, Shuyue; Fan, Jialin. "A Systematic Review of New Empirical Data on Lucid Dream Induction Techniques", *Journal of Sleep Research*, 21 de novembro de 2022.

Titus, Caitlin E., et al. "What Role Do Nightmares Play in Suicide? A Brief Exploration", *Current Opinion in Psychology*, 2018.

Torontali, Zoltan A., et al. "The Sublaterodorsal Tegmental Nucleus Functions to Couple Brain State and Motor Activity during REM Sleep and Wakefulness", *Current Biology*, 18 de novembro de 2019.

Tribl, Gotthard G., et al. "Dream Reflecting Cultural Contexts: Comparing Brazilian and German Diary Dreams and Most Recent Dreams", *International Journal of Dream Research*, 2018.

Tribl, Gotthard G.; Wetter, Thomas C.; Schredl, Michael. "Dreaming Under Antidepressants: A Systematic Review on Evidence in Depressive Patients and Healthy Volunteers", *Sleep Medicine Reviews*, 2013.

Trottia, Lynn Marie, et al. "Cerebrospinal Fluid Hypocretin and Nightmares in Dementia Syndromes", *Dementia and Geriatric Cognitive Disorders Extra*, 2021.

Tselebis, Athanasios; Zoumakis, Emmanouil; Ilias, Ioannis. "Dream Recall/Affect and the Hypothalamic–Pituitary–Adrenal Axis", *Clocks & Sleep*, 22 de julho de 2021.

Uguccioni, Ginevra, et al. "Fight or Flight? Dream Content during Sleepwalking/Sleep Terrors vs Rapid Eye Movement Sleep Behavior Disorder", *Sleep Medicine*, 2013.

Uitermarkt, Brandt, et al. "Rapid Eye Movement Sleep Patterns of Brain Activation and Deactivation Occur within Unique Functional Networks", *Human Brain Mapping*, 23 de junho de 2020.

Ünal, Gülten; Hohenberger, Annette. "The Cognitive Bases of the Development of Past and Future Episodic Cognition in Preschoolers", *Journal of Experimental Child Psychology*, 20 de junho de 2017.

Vaca, Guadalupe Fernández-Baca, et al. "Mirth and Laughter Elicited during Brain Stimulation", *Epileptic Disorders*, 2011.

Vaillancourt-Morel, Marie-Pier, et al. "Targets of Erotic Dreams and Their Associations with Waking Couple and Sexual Life", *Dreaming*, 2021.

Vallat, Raphael, et al. "High Dream Recall Frequency Is Associated with Increased Creativity and Default Mode Network Connectivity", *Nature and Science of Sleep*, 22 de fevereiro de 2022.

Valli, Katja; Revonsuo, Antti. "The Threat Simulation Theory in Light of Recent Empirical Evidence: A Review", *The American Journal of Psychology*, 2009.

Valli, Katja, et al. "Dreaming Furiously? A Sleep Laboratory Study on the Dream Content of People with Parkinson's Disease and with or without Rapid Eye Movement Sleep Behavior Disorder", *Sleep Medicine*, 2015.

Valli, Katja, et al. "The Threat Simulation Theory of the Evolutionary Function of Dreaming: Evidence from Dreams of Traumatized Children", *Consciousness and Cognition*, 2005.

van Gaal, Simon, et al. "Unconscious Activation of the Prefrontal No-go Network", *The Journal of Neuroscience*, 17 de março de 2010.

van Liempt, Saskia, et al. "Impact of Impaired Sleep on the Development of PTSD Symptoms in Combat Veterans: A Prospective Longitudinal Cohort Study", *Depression and Anxiety*, 2013.

van Rijn, Elaine, et al. "Daydreams Incorporate Recent Waking Life Concerns but Do Not Show Delayed ('Dream-lag') Incorporations", *Consciousness and Cognition*, 2018.

van Rijn, Elaine, et al. "The Dream-lag Effect: Selective Processing of Personally Significant Events during Rapid Eye Movement Sleep, but Not during Slow Wave Sleep", *Neurobiology of Learning and Memory*, 2015.

Versace, Francesco, et al. "Brain Responses to Erotic and Other Emotional Stimuli in Breast Cancer Survivors with and without Distress about Low Sexual Desire: A Preliminary fMRI Study", *Brain Imaging and Behavior*, dezembro de 2013.

Vetrugno, Roberto; Arnulf, Isabelle; Montagna, Pasquale. "Disappearance of 'Phantom Limb' and Amputated Arm Usage during Dreaming in REM Sleep Behaviour Disorder", *British Medical Journal Case Reports*, 2009.

Vicente, Raul, et al. "Enhanced Interplay of Neuronal Coherence and Coupling in the Dying Human Brain", *Frontiers in Aging Neuroscience*, 22 de fevereiro de 2022.

Vignal, Jean-Pierre, et al. "The Dreamy State: Hallucinations of Autobiographic Memory Evoked by Temporal Lobe Stimulations and Seizures", *Brain*, 2007.

Vitali, Helene, et al. "The Vision of Dreams: From Ontogeny to Dream Engineering in Blindness", *Journal of Clinical Sleep Medicine*, 1º de agosto de 2022.

Voss, Ursula, et al. "Induction of Self Awareness in Dreams Through Frontal Low Current Stimulation of Gamma Activity", *Nature Neuroscience*, 2014.

Voss, Ursula, et al. "Lucid Dreaming: A State of Consciousness with Features of Both Waking and Non-lucid Dreaming", *Sleep*, 2009.

Voss, Ursula, et al. "Waking and Dreaming: Related but Structurally Independent. Dream Reports of Congenitally Paraplegic and Deaf–Mute Persons", *Consciousness and Cognition*, 2011.

Walker, Matthew P. "Sleep-dependent Memory Processing", *Harvard Review of Psychiatry*, 2008.

Wamsley, Erin. "Dreaming and Offline Memory Consolidation", *Current Neurology and Neuroscience Reports*, 2014.

Wamsley, Erin, et al. "Delusional Confusion of Dreaming and Reality in Narcolepsy", *Sleep*, fevereiro de 2014.

Wang, Jia Xi, et al. "A Paradigm for Matching Waking Events into Dream Reports", *Frontiers in Psychology*, 3 de julho de 2020.

Wang, Jia Xi; Shen, He Yong. "An Attempt at Matching Waking Events into Dream Reports by Independent Judges", *Frontiers in Psychology*, 6 de abril de 2018.

Ward, Amanda M. "A Critical Evaluation of the Validity of Episodic Future Thinking: A Clinical Neuropsychology Perspective", *Neuropsychology*, 2016.

Wassing, Rick, et al. "Restless REM Sleep Impedes Overnight Amygdala Adaptation", *Current Biology*, 2019.

Watanabe, Takamitsu. "Causal Roles of Prefrontal Cortex during Spontaneous Perceptual Switching Are Determined by Brain State Dynamics", *eLife*, 2021.

Waters, Flavie; Barnby, Joseph M.; Blom, Jan Dirk. "Hallucination, Imagery, Dreaming: Reassembling Stimulus-independent Perceptions Based on Edmund Parish's Classic Misperception Framework", *Philosophical Transactions of the Royal Society*, 2020.

Waters, Flavie, et al. "What Is the Link between Hallucinations, Dreams, and Hypnagogic–Hypnopompic Experiences?", *Schizophrenia Bulletin*, 2016.

Watkins, Nicholas W. "(A)phantasia and Severely Deficient Autobiographical Memory: Scientific and Personal Perspectives", *Cortex*, 2018.

Wicken, Marcus; Keogh, Rebecca; Pearson, Joel. "The Critical Role of Mental Imagery in Human Emotion: Insights from Fear-based Imagery and Aphantasia", *Proceedings of the Royal Society B*, 2021.

Windt, Jennifer M.; Noreika, Valdas. "How to Integrate Dreaming into a General Theory of Consciousness – A Critical Review of Existing Positions and Suggestions for Future Research", *Consciousness and Cognition*, 2011.

Winlove, Crawford I. P., et al. "The Neural Correlates of Visual Imagery: A Co-ordinate--based Meta-analysis", *Cortex*, 2018.

Wittmann, Lutz; Schredl, Michael; Kramer, Milton. "Dreaming in Posttraumatic Stress Disorder: A Critical Review of Phenomenology, Psychophysiology and Treatment", *Psychotherapy and Psychosomatics*, 2007.

Wright, Scott T., et al. "The Impact of Dreams of the Deceased on Bereavement: A Survey of Hospice Caregivers", *American Journal of Hospice and Palliative Medicine*, 2014.

Wyatt, Richard J., et al. "Total Prolonged Drug-induced REM Sleep Suppression in Anxious-depressed Patients", *Archives of General Psychiatry*, 1971.

Yamaoka, Akina; Yukawa, Shintaro. "Does Mind Wandering during the Thought Incubation Period Improve Creativity and Worsen Mood?", *Psychological Reports*, outubro de 2020.

Yamazaki, Risa, et al. "Evolutionary Origin of NREM and REM Sleep", *Frontiers in Psychology*, 2020.

Yin, F., et al. "Typical Dreams of 'Being Chased': A Cross-cultural Comparison between Tibetan and Han Chinese Dreamers", *Dreaming*, 2013.

Yu, Calvin Kai-Ching. "Can Students' Dream Experiences Reflect Their Performance in Public Examinations?", *International Journal of Dream Research*, 2016.

Yu, Calvin Kai-Ching. "Imperial Dreams and Oneiromancy in Ancient China – We Share Similar Dream Motifs with Our Ancestors Living Two Millennia Ago", *Dreaming*, 2022.

Yu, Calvin Kai-Ching; Fu, Wai. "Sex Dreams, Wet Dreams, and Nocturnal Emissions", *Dreaming*, 2011.

Zadra, Antonio; Pilon, Mathieu; Donderi, Don C. "Variety and Intensity of Emotions in Nightmares and Bad Dreams", *The Journal of Nervous and Mental Disease*, abril de 2006.

Zeman, Adam, et al. "Phantasia – The Psychological Significance of Lifelong Visual Imagery Vividness Extremes", *Cortex*, 2020.

Zeman, Adam; MacKisack, Matthew; Onians, John. "The Eye's Mind – Visual Imagination, Neuroscience and the Humanities", *Cortex*, 2018.

Zink, Nicolas; Pietrowsky, Reinhard. "Relationship between Lucid Dreaming, Creativity and Dream Characteristics", *International Journal of Dream Research*, 2013.

CONHEÇA ALGUNS DESTAQUES DE NOSSO CATÁLOGO

- Augusto Cury: Você é insubstituível (2,8 milhões de livros vendidos), Nunca desista de seus sonhos (2,7 milhões de livros vendidos) e O médico da emoção
- Dale Carnegie: Como fazer amigos e influenciar pessoas (16 milhões de livros vendidos) e Como evitar preocupações e começar a viver
- Brené Brown: A coragem de ser imperfeito – Como aceitar a própria vulnerabilidade e vencer a vergonha (600 mil livros vendidos)
- T. Harv Eker: Os segredos da mente milionária (2 milhões de livros vendidos)
- Gustavo Cerbasi: Casais inteligentes enriquecem juntos (1,2 milhão de livros vendidos) e Como organizar sua vida financeira
- Greg McKeown: Essencialismo – A disciplinada busca por menos (400 mil livros vendidos) e Sem esforço – Torne mais fácil o que é mais importante
- Haemin Sunim: As coisas que você só vê quando desacelera (450 mil livros vendidos) e Amor pelas coisas imperfeitas
- Ana Claudia Quintana Arantes: A morte é um dia que vale a pena viver (400 mil livros vendidos) e Pra vida toda valer a pena viver
- Ichiro Kishimi e Fumitake Koga: A coragem de não agradar – Como se libertar da opinião dos outros (200 mil livros vendidos)
- Simon Sinek: Comece pelo porquê (200 mil livros vendidos) e O jogo infinito
- Robert B. Cialdini: As armas da persuasão (350 mil livros vendidos)
- Eckhart Tolle: O poder do agora (1,2 milhão de livros vendidos)
- Edith Eva Eger: A bailarina de Auschwitz (600 mil livros vendidos)
- Cristina Núñez Pereira e Rafael R. Valcárcel: Emocionário – Um guia lúdico para lidar com as emoções (800 mil livros vendidos)
- Nizan Guanaes e Arthur Guerra: Você aguenta ser feliz? – Como cuidar da saúde mental e física para ter qualidade de vida
- Suhas Kshirsagar: Mude seus horários, mude sua vida – Como usar o relógio biológico para perder peso, reduzir o estresse e ter mais saúde e energia

sextante.com.br